DISSERTATION
SUR LES EAUX
DE
BOURBONNE,

Par M. CHARLES, Professeur en l'Université de Besançon, ci-devant Intendant de ces Eaux.

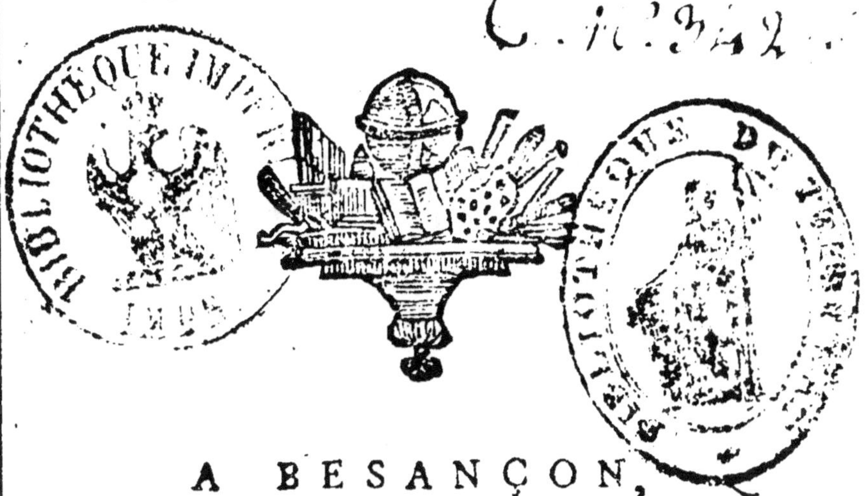

A BESANÇON,

Chez CLAUDE-JOSEPH DACLIN,
Imprimeur ordinaire du Roi, &c.

M. DCC. XLIX.

Avec Approbation & Privilége du Roi.

AVERTISSEMENT.

O N a cru qu'en mettant cet Ouvrage à la portée de tout le monde, on en étendroit l'utilité, & qu'on rendroit peut-être service à ceux qui vont aux Eaux de Bourbonne, & qui ne sçavent pas le Latin. C'est l'unique motif qui a déterminé à traduire en François des Théses soûtenuës en 1722.

dans l'Université de Besançon, sous la Présidence de
M. Charles, par Mr. Du-
port Licencié en Médecine.
Si l'on ne trouve pas dans
cette traduction un style
bien exact & bien pur, si
elle manque de cette élé-
gance & de cette légéreté
qui relevent la plûpart des
Ouvrages du tems, on n'en
doit pas être surpris, puisqu'une telle traduction n'est
guéres susceptible des agré-
mens qu'on a coûtume de
répandre dans les autres
Ecrits. De plus, celui - ci

AVERTISSEMENT.

étant dans le goût Didac-
tique, on s'est plus attaché
à l'instruction des malades
qu'à la beauté du langage.

Sur les différentes mala-
dies dont ces Eaux don-
nent occasion de parler, l'Auteur ne prétend point donner
son avis comme une déci-
sion ; mais il tâche de se
conformer en tout à ce que
la raison, l'expérience &
les Auteurs dont la réputation est le mieux établie,
ont présenté de plus vraisemblable. Employé par
un grand Ministre * à l'ins-

* M. Desmarets Seigneur de Bourbonne.

pection & à l'examen des
Eaux de Bourbonne, il n'oublia rien de tout ce que l'étude & l'art purent lui fournir de secours, pour répondre à la commission dont il fut honoré. Les analyses, les expériences & les observations qu'il a faites sur les lieux, semblent lui avoir acquis quelque connoissance de ces Eaux, & la liberté d'en dire son sentiment.

L'ordre qu'il a gardé dans tout l'Ouvrage, est celui qui lui a paru le plus naturel. Dans la vuë de faire connoître l'utilité des Eaux de Bourbonne, il commence d'abord par examiner en général, quelles font les maladies pour lefquelles elles peuvent convenir ; & defcendant enfuite dans le détail de quelques-unes de ces maladies qui font les plus fâcheufes & les plus difficiles à guérir, il examine en particulier quelles font celles pour lefquelles ces Eaux peuvent être d'une plus grande reffource. C'eft fur-tout par les caufes de ces maladies qu'il prétend en juger, & c'est pour cela qu'il en traite assez au long. Enfin, il termine cet examen par donner la méthode qu'il faut garder, & les précautions qu'il y a à prendre pour retirer de l'usage des Eaux tout l'avantage qu'elles peuvent procurer.

Toute cette matiére est divisée en six Chapitres. Ce qui regarde les maladies chroniques en général, fait le sujet du premier Chapitre. On y discute si les Eaux de Bourbonne sont convenables pour la plûpart de ces fortes de maladies, & l'on en indique un grand nombre pour lefquelles elles paroiffent convenir. Après avoir rapporté différens fentimens fur la caufe de la chaleur des Eaux, il fe déclare pour celui qui lui a paru le plus propre à la bien expliquer.

Ce qui concerne en particulier l'apopléxie, fait le fujet du deuxiéme Chapitre. L'Auteur y examine fi l'ufage de ces Eaux peut fervir à la prévenir ; & il l'examine ſingulierement par rapport aux Gens de lettres, qui y ſont communément plus expoſés.

Dans le troiſiéme il traite de la paralyſie, qui eſt ordinairement une ſuite de l'apopléxie.

Il examine dans le quatriéme, ſi ces Eaux ſont propres à rétablir la digeſtion, de quelque maniere qu'elle ſoit dérangée.

Dans le cinquiéme, il fait voir le ſoulagement que peuvent procurer ces Eaux à ceux qui ſont atteints du

rhumatifme & de la fciatique.

Enfin, après avoir dif-
cuté ce qui regarde les principales maladies pour lefquelles il croit que les Eaux
de Bourbonne ont le plus
de vertu, il indique dans
le fixiéme & dernier Cha-
pître, la plûpart de celles
pour lefquelles elles pourroient être dangereufes. Il y
donne enfuite les inftruc-
tions néceffaires pour ne les
prendre qu'avec fruit, &
répond à la plûpart des
queftions qu'ont coûtume

de faire les malades, soit par curiosité, soit pour se conduire avec sagesse dans le choix & dans l'usage de ces Eaux.

De toutes ces différentes discussions l'Auteur conclut, que si, à parler en général, la nature nous fournit peu de remédes aussi spécifiques que les Eaux, le Royaume de France en particulier, parmi les différentes Eaux qu'il posséde, nous en fournit peu, & peut-être point de plus salutaires & de plus efficaces que les Eaux de Bourbonne.

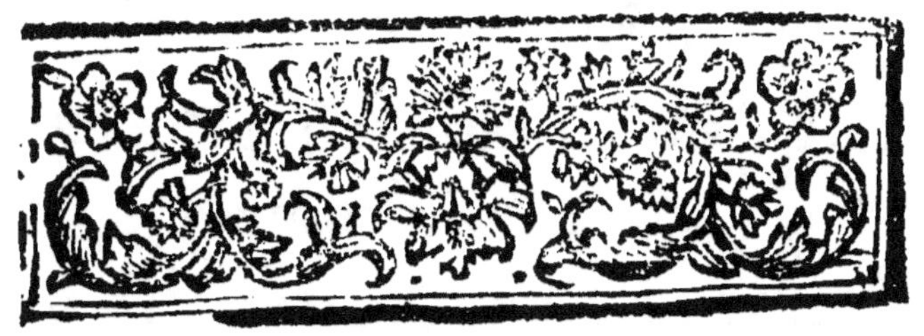

DISSERTATION
SUR LES EAUX
DE BOURBONNE.

CHAPITRE PREMIER.

Les Eaux de Bourbonne font un remède convenable à la plûpart des maladies chroniques.

I.

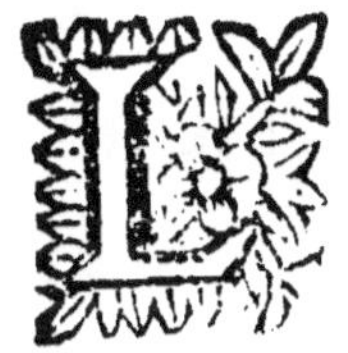A vie de l'homme n'eſt qu'une ſuite de miſé-res ; ſa naiſſance tou-che quelquefois de ſi près à ſa

mort, qu'à peine commence-t'il à vivre, qu'il semble déja commencer à mourir. S'il se trouve des personnes à qui le Ciel accorde une longue vie, elle est exposée à tant de dangers, attaquée de tant de maladies, que la conservation de l'homme ne doit pas être regardée comme un prodige moins grand que sa création. Ce seroit un détail infini que celui des maladies ausquelles le corps humain est sujet : On peut cependant, ou à raison de leur violence, ou à raison de leur durée, les distribuer en deux classes.

Il n'est aucune maladie qui ne soit ou courte, & alors on

lui donne le nom d'*aiguë*; ou longue, & les Médecins l'appellent *chronique* : Les maladies aiguës nous font courir au tombeau ; elles attaquent & dérangent en peu de tems les différens principes de la vie, & desséchent bientôt les humeurs qui l'entretiennent. Les maladies chroniques faisant leur chemin à pas lent, affoiblissent peu à peu le corps, le ruinent, l'épuisent insensiblement, & lui donnent enfin le coup mortel. Mais il ne faut point être surpris de voir l'homme sujet à tant d'infirmités, puisque les mêmes principes qui contribuent à entretenir la santé, contribuent aussi souvent à la ruiner. Loin donc de nous étonner que l'homme meure, foyons plutôt furpris qu'il puiſſe vivre. Admirons & adorons l'Auteur de notre vie qui nous la conſerve. Le corps humain eſt un frêle vaiſſeau, qui toujours agité par les orages & les tempêtes, a befoin d'une eſpece de miracle continuel pour ſe conſerver. Mais pour connoître la ſource des différentes maladies qui nous menacent, la voye la plus courte eſt de bien connoître la ſtructure & la configuration organique du corps humain.

On peut appeller le corps de l'homme une eſpece de machine

chine admirable, compoſée de parties ſolides & fluides, qui ſervent à ſes différentes fonctions. A n'examiner que la figure extérieure, tous les organes paroiſſent rangés avec un ordre digne de leur Auteur; mais à la conſidérer intérieurement, c'eſt une eſpece de tuyau replié en différentes formes, diviſé en d'autres tuyaux de moindre grandeur, qui ſe partagent & ſe ſubdiviſent de nouveau en une infinité de petits rameaux épars de tous côtés. Examinez avec un miracroſcope cet aſſemblage ſurprenant de vaiſſeaux, dont la petiteſſe échape aux yeux les plus perçans ; vous trouverez dans le foye grand nombre de glandes, de conduits & de vaisseaux ; dans la rate une infinité de petits réduits ; dans les reins une substance ressemblant à un crible, par une quantité étonnante de petits trous ; dans les poulmons même quantité de canaux & de vésicules presque imperceptibles ; dans le cerveau, des tours & des détours innombrables ; enfin, dans presque tous les organes, tant & de si diverses ramifications des vaisseaux, qu'il n'en est aucun qui n'ait de quoi surprendre. Or ce qui se trouve renfermé dans les différens vaisseaux, n'est autre chose qu'une substance fluide qui par un mouvement continuel, conſtant & périodique, acheve ou doit achever ſon cours, afin que toutes les fonctions du corps ſe faſſent, que toutes les ſécrétions ayent lieu, & qu'en un mot la ſanté ſoit parfaite.

De là il eſt aiſé de juger de quel dégagement doivent être les parties fluides, dans quel équilibre elles doivent ſe trouver avec les parties ſolides, quelle proportion les unes & les autres doivent conſerver entre elles, afin que les fluides puiſſent circuler librement. Et comme il ne faut qu'un inſtant pour y mettre un dérangement conſidérable, doit-on être étonné s'il y a tant de caufes fi différentes, fi foudaines & fi fréquentes des maladies qui nous attaquent? Otez aux parties fluides leur dégagement & leur proportion avec les folides, alors le fang s'arrête dans les vaiffeaux, femblable à un ruiffeau bourbeux qui fe forme des digues à lui-même; & devenant plus épais, fa circulation ne fe fait plus dans les rameaux qui communiquent à différentes parties; il croupit & s'altére dans les petits vaiffeaux des vifcéres. Ainfi fe forment le retardement des fécrétions, les obftructions, les concrétions dans les glandes, les tumeurs dans les viscéres, les abcès, les skirrhes, & cette multitude fatale de maladies chroniques.

On sçait assez jusqu'où est allé la varieté des opinions sur la cause de ces maladies. Ceux qui avec Gallien les attribuent à une humeur froide, ou avec Willis au défaut de fermentation, ou avec Baglivi à la trop grande tension ou au relàchement des fibres, semblent concevoir la même chose dans le fond, & ne différer entre eux que par la maniere de s'exprimer. En cette matiere, comme en toute autre, la diversité des principes a produit celle des opinions. Ceux qui ne reconnoiſſent point d'autre ſource des maladies que dans les parties fluides ſeules, ou dans les ſolides, donnent trop à l'un ou à l'autre de ces deux principes ; car une maladie peut venir du dérangement de tous les deux : les parties ſolides peuvent cauſer des maladies par leur tenſion ou leur relâchement, & les fluides par leur fonte ou leur coagulation. Quelques-uns ont cru que les maladies chroniques devoient leur origine à cette derniere cauſe, & les maladies aiguës à la premiere ; mais comme une même cauſe peut avoir pluſieurs effets différens, de même l'épaiſſiſſement de la masse du sang a coûtume de produire différentes maladies; je le regarde même comme l'occasion ou plutôt la cause la plus fréquente d'un grand nombre de maladies chroniques, différentes entre elles, & par l'espece, & par la durée. Les unes sont si opiniâtres, que les remédes ordinaires y échouent ; les autres sont si lentes, qu'elles durent les mois & les années entieres. C'est alors que plus d'une fois la vie devient à charge aux malades. De là leurs plaintes amères contre des Médecins dont ils ne reçoivent aucun secours ; de là cette avidité insatiable de remédes, qui multipliés au gré de leurs défirs, n'opérent pas cependant leur guérifon. Quel parti prendre alors? Celui des Eaux, que le Seigneur femble avoir préparées aux mortels infortunés comme une pifcine falutaire, & comme le reméde le plus propre à les guérir, ou du moins à les foulager.

II.

IL ne faut ni paffer les mers, ni entreprendre de longs voyages pour trouver des Eaux minérales. La France feule compte environ cinquante endroits qu'elles ont rendu célébres; & comme la nature a pris plaifir à la diftinguer par fes autres dons les plus précieux,

elle

elle a encore voulu qu'elle ne
cédât pas aux autres Royau-
mes par rapport à la vertu de
ses Eaux, qui toutes ont des
proprietés qu'on ne peut avec
justice leur disputer. On entend parler tous les jours des
Eaux de Bourbon-l'Archam-
baud, de Bourbon-Lancy, de
Vichy, de Balaruc, de Bar-
rége, de Bagnéres, de Digne,
de Luxeul, du Mont d'Or, de
Plombieres; mais il me paroît
qu'à juger sans prévention,
celles de Bourbonne en Champagne méritent sur les autres
la préférence à certains égards,
par le grand nombre de maladies dont elles sont le sou-
verain reméde ; & sur tout

C

lorſqu'il s'agit de prévenir les apopléxies féreuſes, & de rémédier à la paralyſie & aux vices des digeſtions. S'agit-il de trouver un purgatif? elles en renferment un très-ſalutaire : Cherchez-vous à vous dégager par la voye des urines? leurs ſels diurétiques vous dégageront doucement : Eſt-il queſtion de rémédier à des obſtructions, de percer juſques dans les plus petits détours des vaiſſeaux, d'emporter les concrétions qui peuvent s'y être formées ? elles fourniront le diſſolvant le plus ſûr. Effets admirables qui conviennent à la ſeule boiſſon des Eaux de Bourbonne ; & ſans

y comprendre le Bain, on y
trouvera pour plusieurs maladies un reméde qui n'est point
trop désagréable au goût, &
d'un succès presque toujours
heureux. Que l'on cherche du
soulagement dans certains accidens, qui outre la douleur causent au corps une odieuse dif-
formité; Qu'il faille rendre le
mouvement & le sentiment à
des parties qui en sont privées,
résoudre des humeurs froides,
épaissies, fortifier des membres affoiblis, remettre dans
leur état naturel ceux qu'une
fâcheuse contraction avoit re-
tirés, ou aider à une transpiration dont le défaut peut seul
causer plusieurs maladies; les

Bains de Bourbonne, & la douche donnée à propos fur les parties affectées, ne laifferont fur tout cela rien à fouhaiter.

Peut-être fera-t'on bien aife de connoître l'endroit où la nature a placé des Eaux fi falutaires. Bourbonne eft fitué dans cette partie de la Champagne, qui eft au midi limitrophe de la Franche-Comté. Là s'éleve une colline, dont la pente douce & aifée forme de chaque côté une double vallée. Sur la colline eft placé un ancien Château, au-deffous duquel le Bourg s'étend dans les deux vallées. On y trouve des jardins agréables; on ne voit de toutes parts que des prairies verdoyantes, des campagnes fertiles, ou des collines ornées de pampres de vignes. On diroit que la nature en préparant aux malades un reméde si universel & si efficace, a cherché encore à leur fournir des endroits propres à dissiper leurs ennuis, & à s'entretenir agréablement.

Ce ne seroit pas une conjecture sans fondement, de croire que Bourbonne a été autrefois connu & habité par les Romains. On voit dans la cour du Château une pierre, sur laquelle est gravée cette Inscription latine.

BORVONI T: . :
MONÆ C. JA-
TINIUS IN G.
PRO SALU. E.
COCILIÆ.

FE. EX VOTO.

Plusieurs Sçavans en ont parlé, entre autres Gruter, Reynerius & Mr. Gauthier ; mais l'explication qu'en donne le sçavant Pere Lempereur Jésuite, me paroît la plus naturelle : Voici ce qu'il en dit.

L'antiquité de Bourbon- «
ne, qui étoit autrefois de «
l'ancienne Séquanie, paroît «
par cette Inscription, écrite «
par un Payen, & en lettres «
romaines ; c'est-à-dire avant «
l'établissement du Christia- «
nisme. «

Cajus Jatinius Citoyen Ro- «
main établi dans les Gaules, «
voyant sa fille incommodée «
d'une infirmité assez ordi- «
naire aux femmes , pour «

» obtenir sa guérison , fit un
» vœu à la Déeſſe *Méne*.

L'Inſcription dont il eſt queſtion eſt le monument de ce
vœu.

Borvoni titulum hunc Monæ
Cajus Jatinius Romanus in
Gallia ſup. conſiſtens, pro ſalu-
te Cocciliæ filiæ ſuæ , ex vota
poſuit , ou poni curavit.

Les Payens invoquoient là
la Déeſſe *Méne* pour leurs femmes ou pour leurs filles , lorſqu'elles reſſentoient quelques
incommodités de leur ſexe.
Cette Déeſſe étoit fille de Ju-
piter , & n'étoit autre que la
Lune, appellée par les Grecs
Méné. Ce culte étoit fondé
ſur ce que la diſpoſition des

femmes dépendoit beaucoup
de la Lune, suivant les préju-
gés de ce tems là.

Les Grecs ont donné à cette
évacuation le nom de *Méné*.

Or la Lune que les Grecs
appelloient *Mena*, les Gaulois l'appelloient *Mon*; & les
Latins, qui donnoient à tous
les noms Gaulois une termi-
naison Latine, l'appelloient
Mona.

Cajus Jatinius étoit un Citoyen Romain, marié dans
les Gaules à une femme nom-
mée Coccilia, d'une famille
Langroise. On juge du nom
de sa femme par celui de sa
fille; car les meres donnoient
quelquefois leurs noms à leurs

enfans, & même aux mâles, comme on le voit dans les enfans de Julien & de l'Empereur Déce. Et l'on croit qu'elle étoit Langroife, parce que dans ce Pays on y trouve fouvent le nom de la famille Cœcilia fur des Infcriptions: Ce qui confirme cette conjecture, eft que Langres n'eft éloigné de Bourbonne que de fix lieuës. Pour fon mari il étoit Romain, comme fon Infcription le porte.

Les différens monumens, comme des Infcriptions & des Médailles qu'on y trouve en creufant la terre, & fur tout l'ufage des Bains, fi commun & fi familier aux Romains, perfuadent affez qu'ils n'ont pas négligé un lieu où ils trou-voient des Eaux fi commodes. Que fi les Eaux de Bourbonne ont été pendant une longue fuite d'années dans l'oubli, ce n'eft point au tems, qui a coûtume de détruire toutes chofes, qu'il faut l'attribuer, mais au malheur des guerres, que Bourbonne n'a que trop fouvent & trop malheureufe-ment éprouvé. A peine com-mençoit-on à refpirer & à goûter les doux fruits de la paix, qu'un malheur plus ter-rible & plus funefte encore que tous les autres, fembla l'enfevelir pour jamais fous fes ruines. Le premier jour de

Mai de l'année 1717: il fut entiérement ravagé par un horrible incendie; le feu porté par un noir tourbillon de vent, renversa & consuma en peu d'heures jusqu'à cinq cens maisons. Quelques - uns des Habitans périrent par le feu, d'autres furent écrasés sous les ruines des édifices brûlés & renversés; un grand nombre à demi morts & demi brûlés, échapés avec peine à l'incendie, allerent chercher ailleurs un asyle à leur misére. Il est peu d'exemples d'un incendie plus prompt, plus vorace & plus entier; & l'on peut bien dire que les Etrangers qui y abordoient de toutes parts dans

.ce tems là, chercherent Bourbonne au milieu de Bourbonne
même. De longues années auroient eu peine à le rétablir,
si les soins & la générosité de
celui qui en étoit Seigneur
alors, n'avoient contribué à le
rebâtir, & à lui rendre son premier lustre. On y trouve aujourd'hui abondamment tout
ce qu'on peut désirer pour la
commodité, & pour le soulagement des malades ; chaque
année on y en voit aborder sans
nombre, qui après avoir eu
recours à d'autres remédes, &
à d'autres Eaux, avouent tous
que l'art & la nature n'ont nulle
part si heureusement concerté
qu'à Bourbonne, pour leur ren-

dre cette précieuse santé qu'ils viennent y chercher.

L'air qu'on y respire est pur & tempéré ; & je n'en veux d'autres preuves que celle-ci. C'est que les enfans du voisinage des Bains ne sont que rarement infectés de gale , de gratelle, ou d'autres semblables incommodités ; & je ne crois pas qu'on en puisse donner d'autre raison , que les vapeurs sulfureuses que les Eaux exhalent : car on n'ignore pas que dans le tems où les maladies contagieuses régnoient dans la Grèce , Hypocrate faisoit allumer de toutes parts des bois aromatiques où il y a beaucoup de parties sulfureuſes, pour garantir ſon Pays de la contagion ; c'eſt dans la Partie occidentale du Bourg qu'on trouve ces Eaux. Là ſortent avec abondance du ſein de la terre ces ſources ſalutaires, dont la plus conſidérable eſt appellée par excellence *la Fontaine*. Dans ce lieu, la nature féconde en remédes fournit à plein canal des Eaux médecinales ; c'eſt là qu'on prend toutes celles qui ſe tranſportent dans les maiſons particuliéres pour boire, & le plus ſouvent pour ſe baigner. L'abondance en eſt telle, qu'on pourroit en prendre par jour juſqu'à deux cens tonneaux, ſans craindre de tarir la ſource ;

son bassin a quatre pieds en
longueur, en largeur & en pro-
fondeur. La chaleur de ces
Eaux est si grande, qu'en y
trempant la main, on a peine
à l'y tenir quelques momens;
& qu'un œuf n'y demeureroit
pas longtems sans être cuit.
Mais, dira-t'on, boire des
Eaux si chaudes, n'est-ce point
s'exposer à se brûler le palais?
Non, parce que les parties sulfureuses dont ces Eaux sont
remplies, forment une espece
d'enduit sur la langue & sur
le palais, qui émousse l'impression de la chaleur de ces Eaux.

D'ailleurs comme ces Eaux
abondent en un sel qui est fort
pénétrant, il excite la salive,
qui

qui aide encore à tempérer la chaleur. Au reste quoiqu'à la source l'Eau soit beaucoup plus chaude, elle est beaucoup moins désagréable au goût, que lorsqu'elle a perdu sa chaleur ; & l'on peut appliquer à ce sujet la pensée du Poëte latin :

Qu'on boit toujours avec plus
d'agrément,
Une Eau que dans sa source on
prend dans le moment.

Près de la Fontaine dont nous venons de parler, on trouve les Bains qui ont chacun leur nom différent. Le premier qui se présente, s'appelle *le Bain des pauvres,* à cause du

D

grand nombre demalades, qui
n'ayant pas plus de biens que
de ſanté, ſe rendent dans ce
lieu comme dans une piſcine
favorable. Là ſe voyent des
boiteux, des paralytiques, des
teigneux, des miſérables cou-
verts d'ulcéres, des eſtropiés
de toute eſpece : triſte ſpecta-
cle des miſéres humaines! Aſſez
près de ce premier Bain il y en
a un autre qu'on appelle *le
Bain du Seigneur*, parce que
l'ayant fait autrefois à ſes dé-
pens, il étoit réſervé à ſes uſa-
ges. Ce qu'il a de particulier,
c'eſt une Fontaine d'Eau froide
dont on peut ſe ſervir pour tempérer la chaleur des Eaux thermales. Un troiſiéme Bain porte

le nom *de Bain Patrice* ; il l'a reçu, dit-on, d'un Proconsul des Gaules, qui, soit qu'il s'appellât Patrice, ou qu'il fût de race patricienne, le fit appeller de la forte, parce qu'il se crut redevable à ces Eaux d'une nombreuse famille qu'il eut d'une femme jusqu'alors ftérile. Ce Bain a fes fources particuliéres, & il eft plus tempéré que celui des pauvres ; & celui du Seigneur eft le moins chaud.

Comme la plûpart des ouvrages de la nature ont befoin du fecours de l'art pour atteindre à leur perfection, auffi n'a-t'on rien oublié pour rendre plus commodes ces rares preſens que la nature a faits à Bourbonne. 1°· Dans chaque Bain on a conſtruit différentes ſéparations , afin que le ſexe n'y trouvât rien qui pût bleſſer ſa pudeur. 2°· On a fait dans chaque Bain quelques degrés pour en faciliter la deſcente , & pour la commodité de ceux qui prennent ſeulement le de-mi-Bain , lorſque la maladie n'en demande pas davantage. 3°· Il y a dans ces Bains des cu-vettes ſuſpenduës , qu'on rem-plit d'eau qui ſe diſtribue par des tuyaux , & qui tombant ſur la partie affectée , forme cette maniere de prendre les Eaux, que nous appellons com-munément *la douche*. 4°· Pour ne rien laiſſer à déſirer de tout ce qui peut contribuer à la guériſon des malades, on y a fait conſtruire deux petites étuves, ou petites voutes propres à faire ſuer. La premiere eſt près de la grande Fontaine, & la ſeconde auprès du Bain Patrice. 5°. On a ſoin de faire vuider & nétoyer de tems en tems chaque Bain, & l'on a pratiqué des canaux, qui réüniſſant en un même endroit toutes les Eaux des différens Bains, en forment un ruiſſeau dont l'Eau ſalée attire de toutes parts les pigeons & les autres oiſeaux.

I I I.

IL ne paroît pas facile d'aſsigne au juste la cause de la chaleur des Eaux de Bourbonne, & de toutes les autres de même nature. Les Médecins & les Philosophes l'ont cherchée jusqu'ici avec un succès si douteux, que les esprits sont plus divisés que jamais. Quoique ce phénomène paroisse enveloppé d'une espece de voile impénétrable, il semble que son obscurité ne fasse qu'augmenter l'empressement des Physiciens à pénétrer ce secret de la nature. Que ce soit, si l'on veut, un labyrinthe : Un fil reçu de la main d'Ariadne suffit autrefois à Thésée pour se tirer de celui de Dédale ; guidés par le raisonnement & par l'ex-

périence, comme par un double fil, ne pourrions-nous pas
espérer aussi de trouver une
issuë à celui dans lequel nous
nous engageons? Je vais commencer par rapporter les différens systémes des Auteurs sur
cette matiere.

Paracelse, & quelques-uns
de ses Sectateurs, ont imaginé
de faire entrer la chaleur dans
la nature même de certaines
Eaux; & pour cela ils ont
avancé que Dieu en formant
l'Univers, avoit créé des Eaux
chaudes & des Eaux froides.
Mais puisque les Eaux minérales puisées dans la source perdent bientôt leur chaleur, &
reviennent au froid qui est na-

turel à cet élément ; loin de
dire que la chaleur entre dans
leurs propriétés essentielles, il
faut conclure que froides d'elles-mêmes, elles reçoivent la
chaleur d'une cause étrangére,
qui cesse d'y produire son effet
dès qu'elle ne s'y trouve plus.

Quelques autres, pour ex-
pliquer la chaleur des Eaux,
ont eu recours à l'*Antipéristase*;
mais il y a longtems que les
Physiciens & les Médecins, qui
ne se sont pas trouvés d'humeur
à s'accommoder d'un mot qui
ne signifie rien, rejettent l'Antipéristase, comme embarras-
sant la question, loin de l'é-
claircir.

Plusieurs d'après Démocrite
ont

ont cru expliquer plaufible-
ment la chaleur des Eaux par
la pierre de chaux, dont les
molécules emportées par l'Eau
qui les diffout, lui communiquent la chaleur. Cela fe voit,
difent-ils, par l'expérience de
la chaux vive, lorfqu'on la fait
diffoudre dans l'eau.

Lifter, outre les molécules
de la pierre de chaux, ajoûte
encore celles de la pierre de
feu. Nous ne nous infcrivons
point en faux contre celles-ci
comme contre les premiéres:
car c'eft fans fondement que
l'on fuppofe des pierres de
chaux au voifinage de toutes
les Eaux chaudes; il nous paroît d'ailleurs affez difficile de

trouver ce feu, qui caché fous la terre, cuife ces pierres de chaux. Mais quand il s'en trouveroit, & que nous fuppoferions ces pierres de chaux bien cuites, comment parer à l'inconvénient de la chaux détrempée, qui après avoir bouillonné peu de tems, perd fa chaleur? Comment garantir celleci du même réfroidiffement? On ne peut donc expliquer par cette caufe la chaleur continuelle des Eaux. Mais (conféquence encore plus fâcheufe du même fyftéme) ces pierres de chaux, qui font fans doute pour la fonction qu'on leur donne, d'une groffeur affez confidérable, une fois cuites &

brûlées, doivent naturellement
se dissoudre & tomber en pié-
ces, comme il arrive à la chaux
vive : & en ce cas voilà des
montagnes entiéres, à qui elles
servoient d'appui, écroulées &
enfoncées.

Le sentiment qui regarde la
chaleur des Eaux comme un
effet des rayons du soleil, qui
pénétrant par les canaux imperceptibles de la terre, se ras-
semblent & communiquent
leur chaleur aux Eaux dans le
réservoir souterrain de leur
source; ce sentiment, dis-je,
a eu, & peut-être qu'il a encore quelques Partisans; mais
ils n'ont pas apparemment fait
réflêxion que la chaleur du so-

leil, qui eu égard à la maſſe de la terre, en effleure à peine la ſurface, ne perce pas juſqu'au fond de ſes entrailles. Je demanderois volontiers aux défenſeurs de cette opinion, pourquoi dans les régions brûlées des plus vives ardeurs du ſoleil, trouve-t'on grand nombre de Fontaines très-fraiches? Il paroît que l'ardeur des rayons du ſoleil ne devroit y ſouffrir que des ſources chaudes.

Ceux qui ont cru que les Eaux chaudes ne tiroient leur chaleur que du mouvement de leurs parties, n'ont pas mieux rencontré. Il faudroit pour donner quelque probabilité à

ce fentiment, qu'à mefure que
nous appercevons une plus
grande rapidité dans un fleuve,
dans un ruiffeau ou dans un
torrent, nous y apperçuffions
auffi une chaleur plus grande.

Le plus grand nombre des
Auteurs refpectueufement at-
tachés à la vénérable antiquité,
ont attribué aux feux fouter-
rains la chaleur des Eaux. Les
plus célébres Partifans de cette
opinion font parmi les Philo-
fophes : Platon, Ariftote, Pline le naturalifte. Et parmi les
Poëtes qui ont traité les matiéres de Phyfique avec quelque réputation : Lucréce &
Manilius, dont voici quelques
Vers traduits en notre langue.

*Tout est rempli de feux dans ce
vaste Univers,
Il forme dans le Ciel la foudre
& les éclairs.
Sur la terre il produit les mon-
tagnes brûlantes,
Et nourrit dans son sein des
Fontaines bouillantes.*

Grand nombre de modernes
se sont aussi déclarés pour les
feux souterrains : Baccius, Fallope, Foüet, Bourdon, Vica-
rius, Kircher & plusieurs autres qu'il seroit trop long &
inutile de nommer, sont de ce
sentiment. Cette espece de feu,
disent-ils, trouve dans la terre
des passages qui servent à sa
propagation & à son action.
On en voit les effets en plu-

sieurs endroits, sur tout dans les Volcans, dont les flammes se répandent quelquefois sur les campagnes, & sur les Villages voisins. Or ce feu caché sous la terre ne se dissipant pas entiérement par le soupirail des Volcans, il en reste encore assez pour échauffer les Eaux dans le sein de la terre. J'avoue que cette opinion consacrée en quelque façon par le consentement des anciens, & suivie sans scrupule par un bon nombre de modernes habiles, m'avoit d'abord paru la plus soûtenable ; mais après de plus longues & de plus sérieuses recherches, j'ai cru devoir l'abandonner. Je ne voyois pas qu'on répondît plausiblement aux difficultés qui naissent de ce sentiment : en voici quelques-unes. Comment un feu aussi constant & aussi vif que celui qui échauferoit ces Eaux, peut-il s'entretenir dans la terre sans le secours de l'air qui est nécessaire pour son action ? Pourquoi lorsque l'on creuse autour des sources chaudes, n'a-t'on jamais trouvé ni charbon de pierre allumé, ni aucun vestige de feu ? Pourquoi lorsque l'on creuse plus profondément dans la terre, la trouve-t'on toujours plus dure, plus froide & plus pierreuse ? Pourquoi les Eaux des sources chaudes mises sur le feu, demeurent-elles autant de tems à bouillir que les Eaux d'une source froide ? Si elles étoiént déja mêlées de parties de feu, incontestablement elles bouilliroient plutôt. Pourquoi lorsqu'on les fait bouillir, conservent-elles plus longtems la chaleur que l'Eau commune qu'on aura fait également bouillir ? Alors il paroît que la même quantité de parties de feu se trouvant dans ces deux especes d'Eau, elles devroient conserver également la chaleur.

Je ne crois pas que les défenseurs du feu souterrain puissent donner aucune réponse plausible à toutes ces difficultés.

Quelques modernes ont ima

giné une autre opinion, qui n'a peut-être pas plus de fondement, mais qui paroît plus ingénieuse. Ils ont cru trouver la cause de la chaleur des Eaux dans des sels de différente nature : ces sels, disent-ils, cachés dans le sein de la terre, sont d'abord détachés & dissous par les Eaux, (car personne n'ignore que les sels n'agissent que lorsqu'ils sont dissous :) alors ils se mêlent avec les autres principes, & leur mélange cause cette fermentation qui fait la chaleur ; ils tirent, ou dumoins ils appuyent leur conjecture de cette expérience : Jettez du sel de tartre dans de l'esprit de vitriol, à

l'inftant ce mélange produira
une effervefcence confidérable.

Lifter réfute ainfi la preuve
qu'ils tirent de cette expérience. Les fels, dit-il, quoique
différens, ne font point naturellement oppofés entre eux,
& on les voit dans la même Eau
fe mêler tranquillement & fans
fermentation ; s'il arrive quelquefois qu'ils fermentent en fe
mêlant, ce n'eft ordinairement
qu'après avoir déja fouffert le
feu dans quelque préparation
chymique.

C'eft ainfi que l'huile de vitriol mêlée avec de l'Eau ordinaire, l'échauffe dans le moment ; non qu'il fe faffe un
combat de fels hétérogenes,

puisque ces liqueurs n'en renferment point ; mais c'est qu'u-
ne forte distillation a laissé dans
le vitriol une grande quantité
de parties de feu , comme il
arrive dans la chaux vive. On
doit raisonner, ajoûte cet Auteur , à peu près de même de
tous les autres sels.

Ce qui acheve de détruire
cette opinion , c'est que si la
chaleur des Eaux vient des sels
hétérogenes , il ne doit point y
avoir de cette espece d'Eau qui
ne soit imprégnée de ces sels.
Or il est certain qu'il y a des
Eaux chaudes, qui dans l'analyse ne rendent absolument
point de sel ; telles sont les
Eaux de Favards, qui sont en

réputation dans la Suisse. D'ailleurs les Eaux les plus chaudes devroient de même dans l'analyse rendre une plus grande quantité de sel, ce qui se trouve contraire à l'expérience, quisque les Eaux de Néris dans le Bourbonnois, quoique les plus chaudes du Royaume, rendent à peine quelque peu de sel. Enfin les Eaux de la Fontaine de Castro, qui se trouve dans une Isle de l'Archipel appellée Milo, étoient préférées par Morosini Doge de Venise à toutes les Eaux des Fontaines de Grèce ; il en faisoit remplir de grands vases pour sa boisson. Cette Fontaine est cependant très-chaude dans sa source, & il ne lui faut que deux heures pour perdre sa chaleur.

On peut voir ce que dit là-dessus M. de Tournefort au 1er. tome de ses Voyages *page* 192. Pour toutes ces raisons, quoique ce dernier sentiment nous paroisse moins éloigné du vrai que ceux que nous avons rapportés auparavant, nous ne croyons pas pouvoir nous y attacher, & nous tournerons ailleurs nos vuës & nos recherches.

Comme on trouve des mines de fer au voisinage de la plûpart des Eaux minérales, & que ces Eaux exhalent toutes une odeur de soufre, on a eu

lieu de conjecturer que la fermentation du fer & du soufre
produisoit leur chaleur. Une
expérience de M. Lémery favorise cette conjecture. Mélez
du soufre & du fer avec une
certaine quantité d'Eau, dans
l'espace de quelques heures
cette Eau devient chaude, &
exhale une fumée assez épaisse.
M. Gauthier, homme également-
ment habile dans la Physique
& dans les Mathématiques, fit
il y a quelques années à Bourbonne même une autre expérience qui ne paroît pas moins
favorable à cette opinion ; il
mit dans un vase fermé de la li-
maille de fer, du sel commun,
du soufre pulvérisé en égale

quantité, avec une suffisante
quantité d'Eau ; dans quelques
heures la fermentation se fit,
l'Eau en reçut une chaleur
considérable ; les matieres s'é-
tant ensuite précipitées, il se
forma au fond du vase une
bouë à peu près semblable à
la bouë des Eaux de Bourbonne, qui de même noircissoit en
peu de tems l'argent & le cui-
vre. Cette expérience a donné
lieu à l'explication ingénieuse
qu'il a faite de la chaleur des
Eaux ; il prétend qu'elles sont
toutes mêlées de parties de
soufre, de sel & de fer ; Que
les molécules de ces minéraux
sans cesse dissoutes & entrainées
par les Eaux, fermentent sans
discontinuation

discontinuation , & par conséquent produisent une chaleur
continuelle ; mais les parties
de sel sont inutilement admi-
ses dans cette fermentation ,
qui se feroit également sans
elles : & nous venons de dire
qu'il est des Eaux chaudes qui
n'en renferment point.

Il y a d'ailleurs une grande
différence à mettre entre les ouvrages de l'art & ceux de la nature. Bergerus prétend que cette expérience , par l'abus que
l'on en fait, a donné lieu à
plusieurs d'expliquer les feux
souterrains & la chaleur des
Eaux, par l'acide du soufre ,
qui étant résolu dans l'Eau ,
s'insinue dans la terre , & s'at-

F

tache aux veines de fer, de bitume ou autres semblables.
Mais sans doute ils ne font pas
réflêxion à l'énorme différence
qui se rencontre, non seulement entre le soufre, lorsqu'il
est en entier, & lorsqu'il est
allumé, mais encore entre la
mine de fer, & le fer tel qu'il est
après avoir été fondu & préparé dans le feu : car il est constant (dit encore cet Auteur)
que le soufre d'où il tire cet
acide, ne sçauroit en fournir
que lorsqu'il est allumé par le
feu ; & au lieu que la crasse du
fer fondu fermente non seulement avec l'esprit de soufre,
mais encore avec tout autre a-
cide, & même avec l'Eau com-

mune ; au contraire la mine de fer la plus riche, & qui s'attachera toute entiére à l'aiman, étant mêlée avec l'efprit de foufre, de nitre, de vitriol, ou avec l'eau forte, il n'en réfulte aucune fermentation. Voilà ce qui paroît avoir été ignoré par ceux dont nous avons rapporté le fentiment.

Bergerus, après l'avoir ainfi réfuté, propofe la pierre de feu comme la vraie caufe de la chaleur des Eaux ; il donne d'abord pour un fait certain que partout où l'on trouve de la chaleur, que partout où l'on voit fortir du feu de la terre, l'on y trouve indubitablement des pierres de feu : & il le prouve amplement & solidement.

Voici plus en détail son systéme sur la cause de la chaleur
des Eaux. La pierre de feu,
comme son nom le fait assez
sentir, renferme un grand nombre de parties ignées ; on peut
en être convaincu, si elle est
dure, en la frapant ou avec de
l'acier, ou avec un simple cail-
lou, car alors on en verra sortir des étincelles.

Quelques-uns l'ont appellée
Marcassite, ou pierre métalli-
que. Lister l'appelle avec raison mine de fer, puisque de
quelque espece qu'elle soit, le
fer en fait le fonds, & qu'après
avoir passé par le feu, elle s'attache à l'aiman ; on en trouve

de folides & de dures, & d'autres encore molles & plus po-
reufes ; il y en a de pures, il
y en a de mixtes : Avicenne
en reconnoît d'autant d'efpeces & de couleurs différentes,
qu'il y a de fortes de métaux.

La pierre de feu, par le mélange du fer & du foufre qu'elle
renferme abondamment, felon
l'expérience faite par Lifter,
eft naturellement très-onctueu-
fe & très-ignée. Dès que par
le mouvement de fon foufre
qui agit fur fon fer, elle s'é-
chauffe, s'allume & commence à exhaler des vapeurs, elle
fait auffi naître la chaleur, à
la vérité en différens degrés,
felon les différentes combinai-

fons des parties de cette pierre.
Cependant ſi partout où l'on
trouve de ces pierres de feu,
on n'y trouve pas auſſi de la
chaleur, c'eſt que ſouvent les
parties étant trop étroitement
liées les unes aux autres, n'ont
aucun mouvement, ou n'en
ont qu'un très-languiſſant, qui
ne ſuffit pas pour produire la
chaleur; il faut donc que ces
petites parties ſoient excitées
par une eſpece de combat & de
colliſion pour échauffer; ce qui
ne manque point d'arriver lorſque l'Eau ſe gliſſant dans les
veines & dans les pores de la
pierre de feu, en diviſe & ſé-
pare les parties de ſoufre & de
fer. Ces parties auparavant

resserrées & liées ensemble,
n'ayant point de mouvement,
ou n'en ayant que très-peu, ne
donnent qu'une vapeur fort légére ; mais au moyen de l'Eau,
elles commencent à se dégager
& à se combattre en se heur-
tant ; cette collision augmen-
tant avec le tems, il se fait a-
lors un mouvement plus violent, une raréfaction & une
dissipation plus grande de ces
parties, ce qui doit nécessairement produire la chaleur ;
mais pour cet effet il faut que
la terre renferme des veines de
pierre de feu fort abondantes
en soufre, ce qui arrive dans
les lieux où se trouvent les
Eaux chaudes ; & que les Eaux

détachent continuellement les molécules de fer & de foufre, pour entretenir une chaleur continuelle dans les Eaux qui en font imprégnées. Les effets produits par les exhalaifons de la pierre de feu, s'il faut en croire Lifter, font les foudres & les éclairs, lorfque par le mouvement de ces parties elles viennent à s'allumer dans la nuë; elles font les tremblemens de terre, lorfqu'elles s'allument dans les concavités fouterraines; elles font enfin les Eaux chaudes, lorfqu'elles fe trouvent en abondance dans les canaux par où paffent ces Eaux, qui en mettent les parties en mouvement fans les allumer.

lumer. Une chofe me paroît
encore appuyer cette opinion :
c'eſt que la matiere pierreuſe
jettée par les Volcans, eſt preſque toute compoſée de parties
de fer, ce qui ſe reconnoît avec
l'aiman. Or ces molécules de
fer, par leur facilité à s'allumer, doivent être celles qui
compoſent la pierre de feu. Ce
qui contribue encore à me déterminer en faveur de cette o-
pinion, c'eſt que par le ſecours
de l'aiman, j'ai trouvé du fer
dans les bouës ſêchées des Eaux
de Bourbonne ; j'en avois cherché vainement & dans ces
Eaux & dans leur ſel, l'aiman
y avoit été inutile, parce que
la peſanteur des parties du fer

les précipite toutes dans la bouë, où je les ai enfin découvertes. M. Duclos de l'Académie des Sciences de Paris, à la vérité a parlé des vapeurs & des fermentations, comme étant la cause de la chaleur des Eaux ; mais personne n'avoit encore expliqué la cause & la nature de ces vapeurs & de ces fermentations, comme l'a fait Bergerus, dont je crois qu'on peut embrasser le sentiment, jusqu'à ce que l'on produise quelqu'autre système plus raisonnable & mieux soûtenu.

I V.

LA nature aime à varier ses productions ; mais l'aimable

variété de cette mere féconde,
qui se joue pour ainsi dire dans
son sein avec sa production,
éclate sur tout dans les Eaux
qui sortent de la terre. Quelle
admirable diversité dans les
sources ! Les unes sont froides,
les autres tiédes, les autres entiérement chaudes. Quelle différence dans leurs Eaux pour
l'odeur, pour la couleur, pour
le goût, pour les qualités qui
leur sont propres! Il ne faut pas
en être surpris, puisqu'en se
faisant un passage sous la terre,
ces Eaux se mêlent nécessairement avec mille especes différentes de parties fluides ou solides, terreuses, salines, sulfureuses, bitumineuses, mi-

nérales, métalliques ou pierreuses : en sorte que détachant des molécules de ces divers corps, dissolvant leurs particules, elles prennent leur teinture, & se trouvent nécessairement imprégnées de leurs principes. De là on peut inférer qu'il n'est point d'Eau absolument pure; la plus pure sera celle où le mélange sera le moins sensible, & la composée celle dont le mélange sera plus aisément apperçu. Distribuons en deux classes ces Eaux composées ; les unes sont salutaires & médecinales, les autres sont malignes & nuisibles. Mettons au rang des Eaux médecinales celles dont les principes sont propres à entretenir le corps dans son état naturel, ou à le lui rendre lorsqu'il l'a perdu ; telles sont les Eaux sulfureuses, bitumineuses , salées, nitreuses, ferrugineuses , &c.

Mettons de même au nombre des Eaux préjudiciables à la santé , celles dont les principes sont opposés au tempérament ; telles sont les Eaux qui se trouvent mêlées de parties d'arsenic , d'antimoine , de mercure, de chaux, de gyp, d'un suc pierreux & d'autres semblables principes contraires à la santé : mais il n'est pas facile de discerner dans les Eaux ces différens mélanges, ni de connoître par conséquent leur nature & leurs qualités. On ne pourroit parvenir à cette connoiſſance que par les ſens, ou par le ſecours du feu ; mais les ſens peuvent nous tromper, ſouvent ils nous trompent en effet. Le feu en détruiſant les corps, altére ſi fort leurs parties, que ceux qui paſſent par cette épreuve, retiennent à peine quelque choſe de ce qu'ils étoient auparavant. De là vient la difficulté preſque inſurmontable de donner une notion claire & certaine des principes dont les Eaux ſont compoſées. Cependant comme nous n'avons que ces deux moyens de juger de leurs qualités, voici les connoiſſan-

ces que j'ai tirées de l'un & de
l'autre au sujet des Eaux de
Bourbonne.

Premiérement, à nous en
tenir au témoignage des sens,
on y découvre deux substances; l'une de sel, & l'autre de
soufre. Mettez-en dans la bouche, vous sentez qu'elles vous
picotent la langue ; jettez les
yeux sur les bords de la Fontaine, vous y voyez briller une
espece de crystal composé de
parties salines ; voyez les cru-
ches qui en sont remplies, vous
appercevrez de même sur la
surface un sel éclatant comme
la neige. Pour ce qui est du
soufre qu'elles contiennent,
faut-il en chercher d'autres

marques que l'odeur qu'elles exhalent, que leur surface variée & perlée de différentes couleurs, à peu près comme une queuë de paon? Ajoûtez la couleur pâle de leur bouë, & leur vapeur d'une odeur tout-à-fait désagréable. On sçait d'ailleurs que le fer est en partie composé de soufre, & on trouve des molécules de fer dans les bouës de Bourbonne.

2°. On retire de ces Eaux, au moyen du feu, par la distillation & par la coction, un sel fixe semblable au sel commun, ou au sel de mer; & en telle quantité, qu'une livre d'eau rendra ordinairement une dragme de sel, mêlé de quatre ou cinq grains d'une terre alkaline. Au reste je ne crois pas qu'on puisse chercher d'autre cause de ce sel, que les mines qui se trouvent en tant d'endroits dans le sein de la terre, dont quelques parties dissoutes par l'Eau qui passe près de ces mines de sel, forment les fontaines salées. Kircher dans ses curieuses recherches du monde souterrain, prouve que les mines de sel se renouvellent chaque année, & explique comment cela se fait.

Voici quelques remarques qui m'ont paru contribuer à faire connoître la nature de ce sel. Les acides & les alkalis n'y produisent aucun changement.

ce fel n'altére point la couleur du fyrop violat, lorfqu'on en fait le mélange ; non feulement il ne contribue point à faire cailler le lait, mais il fert à le diffoudre lorfqu'il eft déja caillé. Si l'on mêle des Eaux de Bourbonne avec de l'Eau commune, où le fel ordinaire a coûtume de fe diffoudre, elles n'y deviendront ni troubles ni amères, ni blanches, ce qui cependant arrive d'ordinaire à la plûpart des Eaux nitreufes. Le fel tiré de ces Eaux mis fur le feu, ne s'allume point comme le nitre, mais petille comme le fel marin. L'infufion des noix de galles ne leur donne aucune couleur fombre ni violette.

Je sçais qu'il y a des Méde-cins qui veulent absolument qu'elles soient mêlées de nitre & d'autres minéraux ; je ne prétens point les troubler dans leur opinion, pourvu qu'ils ne m'obligent pas à l'embrasser.

Le sçavant M. Dufay a fait l'analyse de ces Eaux en 1724. & il y a trouvé la même quan-tité de sel que nous y trouva-mes en 1717.

On remarque que les Eaux de Bourbonne se conservent plus de vingt ans très-limpides, & qu'elles ne font aucune ré si-dence dans les bouteilles.

M. Habert, très versé dans la Chymie, a observé en 1737. que chaque livre de ces Eaux

évaporées au soleil fournissoit ;
soixante grains d'un vrai sel
marin, douze à treize grains
de sélénite, quatre grains environ d'une terre alkaline, &
un peu de sel de glauber, dont
il n'a pas calculé la quantité.

Quant au soufre dont les
Eaux sont imprégnées, il est
impossible de l'extraire. Que
la Chymie se vante de cent autres opérations merveilleuses,
toute l'industrie chymique é-
chouera toujours à l'extraction
de ce soufre ; on viendroit plutôt à bout de fixer & de réünir
l'air & le vent renfermés dans
les soufflets des Chymistes, que
de fixer cet esprit de soufre,
tant il est délié & volatile.

Mais ce qui paſſe les forces de l'art, ne paſſe point celles de la nature, qui ſeule a fixé ce ſoufre dans le limon & dans la bouë des Eaux, où l'on trouve une eſpece de bitume qui noircit l'argent lorſqu'il y demeure plongé quelque tems. Au ſurplus, les qualités du ſel des Eaux de Bourbonne ſe rapportent aſſez avec celles du ſel de mer ou du ſel de fontaine, dont on aſſaiſonne les alimens ; il a cette prérogative par-deſſus la plûpart des autres ſels, que l'acrimonie inſéparable des ſels eſt tempérée par ſon heureux mélange avec le ſoufre : mélange que la nature a fait avec tant de juſteſſe & de proportion,

que l'art n'y sçauroit atteindre,
& qu'une petite quantité seule
de ces Eaux préparées par la
nature, fera plus de bien qu'u-
ne beaucoup plus grande quantité préparée par l'art. Il en est
donc des Eaux de Bourbonne
comme de plusieurs autres remédes, leur action dépend
principalement des soufres &
des sels, sur tout volatils. Vérité si constante, que lorsqu'u-
ne fois les parties volatiles en
sont évaporées & dissipées, à
peine ces Eaux conservent-elles encore quelque vertu ; & si
on ne les trouve pas absolument
sans force lorsqu'on les a transportées, si elles sont encore
purgatives, on ne peut attri-

buer ce reste de vigueur qu'au sel fixe qu'elles conservent toujours.

Il faut à présent expliquer comment les Eaux de Bourbonne agissent & opérent dans nos corps; comme la maniere de s'en servir est différente, leur opération l'est aussi à proportion. Leur action commence dans l'estomach, lorsqu'on les boit; les principes de sel, de soufre & de pierre de feu dont elles sont imprégnées, divisent & détrempent les humeurs visqueuses & épaisses qui se trouvent renfermées dans l'estomach; ensuite ces Eaux évacuent tout ce qui se trouve de superflu, dégagent les fibres de cet organe des sucs pesans qui les embarrassent, donnent de la force au suc gastrique : & en rémédiant ainsi à ce qu'il y a de vicié dans la digestion, elles font tarir la source de la plûpart des maladies chroniques, qui, selon le sentiment unanime des Médecins, sont attribuées au défaut de la premiére coction des alimens.

Mais l'effet de la boisson des Eaux de Bourbonne ne se borne pas là : car soit par une douce irritation, soit par leur poids, elles passent promptement dans les intestins, où elles agissent comme dans l'estomach. Là elles ouvrent les tuyaux des conduits du foie & du du pancréas ; elles facilitent l'entrée au chyle dans les veines lactées, en ouvrant leurs orifices ; elles précipitent la bile, empêchent les obstructions du méfentere ; enfin après avoir pénétré dans le réfervoir du chyle, & paffé par le canal thorachique, elles fe mêlent avec le fang, qui reçoit de ce mélange plus d'un avantage au moyen des parties fulfureufes de la pierre de feu, puifque felon Willis les corpufcules de foufre portés dans le fang foûtiennent & augmentent fon principe fulfureux : enforte que fi la maffe du fang fe trouvoit auparavant foible & épuifée, elle circule enfuite beaucoup mieux dans les vaisseaux, & prend dans le cœur beaucoup plus de chaleur, & même plus de couleur. Ce seroit peu aux Eaux de Bourbonne d'aider à la circulation du sang, si elles ne lui procuroient encore de la fluidité, lorsqu'il se trouve trop épais; ce seroit peu de dégager les reins des sérosités trop abondantes, si elles n'évacuoient encore les autres humeurs viciées, & si elles ne pénétroient jusques dans les plus secrets replis du corps. On pourroit demander ici comment elles peuvent parvenir jusqu'à la tête & au cerveau? La réponse est facile : c'est par la circulation qu'elles vont débarrasser la substance corticale, qu'elles délivrent le cerveau & les nerfs de ce qui s'y rencontre de gênant , qu'elles facilitent la sécrétion & la distribution des esprits animaux ; aussi l'expérience apprend-t'elle chaque jour que ces Eaux sont un excellent reméde à différentes maladies du cerveau. Une courte induction suffira pour faire sentir qu'il est peu de parties où ces Eaux ne soient portées par la circulation , & ne soient en même tems salutaires. Elles purgent les viscéres d'une abondance de sérosités qui s'y amassent ; elles levent les obstructions ; elles rémédient à la suppression des mois;

H ij

elles servent à nétoyer le foie, la rate, & presque tous les autres viscéres.

Les premiers jours qu'on les boit, elles agissent d'abord en purgeant par les selles; ensuite elles purgent les sérosités par les urines; les derniers jours elles agitent doucement le sang, & le purgent par les sueurs, en dilatant les vaisseaux sanguins, raréfiant les humeurs, & en les entraînant vers l'habitude du corps.

Il est tems de venir au Bain. Il y a diverses manieres de le prendre, mais les effets en sont à-peu-près les mêmes; & c'est ainsi que par différentes voyes on aboutit ordinairement au même terme, qui eſt la ſanté. Premiérement, le poids des Eaux commence à preſſer la peau, les muſcles & les vaiſſeaux qui entrent dans ſon tiſſu. D'où il réſulte d'abord une circulation plus rapide de la circonférence au centre ; ce qui doit commencer à ſubtiliſer le ſang, lorſqu'il eſt trop épais. D'ailleurs ces Eaux étant compoſées de parties déliées, rondes & très-flexibles, ſans parler des ſels, du ſoufre, des parties ſpiritueuſes de pierre de feu dont elles ſont remplies, & du mouvement d'ondulation qui leur eſt propre, il faut néceſſairement qu'elles amolliſſent les

fibres de la peau , qu'elles en
dilatent les pores ; qu'en y en-
trant elles diffipent les humeurs qui empêchent la tranfpiration , qu'elles délayent ,
détachent & entraînent les
fucs gluans , & qu'ouvrant les
canaux imperceptibles des
vaiffeaux , elles fe gliffent juf-
ques dans le fang, & circulent
avec lui. Elles portent dans
toutes les parties une efpece
de tribut falutaire ; fur tout
elles raréfient la maffe du fang
& provoquent les fueurs, parce
que les molécules du fang étant
alors très-agitées , & trouvant
moins d'obftacles du côté de
la furface , elles s'y portent
avec impétuofité , & ouvrent

les pores cutanés : Là arrêtées par la liqueur du Bain , & condensées par l'air , elles se réünissent , & forment ces petites goutes d'eau qu'on appelle sueur. Pourvu qu'on observe les régles prescrites pour le Bain , on peut s'assurer d'en éprouver bientôt la vertu. Hypocrate lui - même enseigne au 2e. livre de la diette, que les Bains d'Eau salée sont merveilleux pour les maladies causées par les humeurs froides : » Ces Bains , dit - il , » échauffent & dessèchent; car » étant naturellement chauds, » ils délivrent le corps de sa » trop grande humidité.

Si le Bain ordinaire peut

seul produire de si heureux effets, que ne doit-on pas espérer de cette maniere de se servir des Eaux qu'on appelle la Douche, qui ajoûte à la force & à la vertu naturelle de l'Eau, je ne sçai quoi de plus vif & de plus fort, en la faisant tomber avec plus d'impétuosité sur la partie affectée, où elle pénétre plus aisément, & où elle dissout plus facilement les humeurs trop épaissies? Il seroit téméraire de prendre jamais la Douche sur la tête; témérité qu'on payeroit même bientôt chérement. Il ne seroit pas moins dangereux de la recevoir sur le bas ventre, ou sur la poitrine; car les humeurs

humeurs alors trop en mouvement & trop raréfiées dans
ces parties, pourroient se répandre tout-à-coup dans les
viscéres les plus nobles & les
plus délicats, & y causer un
dérangement considérable.
Mais on peut sans crainte
prendre la douche sur les épaules, sur le dos, sur les bras,
sur les mains, sur les reins,
sur les cuisses, sur les jambes
& sur les pieds.

Je ne dois pas oublier ici ce
qui regarde la bouë des Faux
de Bourbonne. Il a été un
tems où les Eaux elles-mêmes
étant moins connuës, on n'y
connoissoit d'autre reméde que
celui qu'on trouvoit dans leur

limon bourbeux, dont l'application foulage & fouvent guérit les parties affectées. Le bitume & le fel fulfureux contenus dans cette bouë, (par un effet commun à la vérité à tous les autres foufres & bitumes) diſſipe & réfout les humeurs épaiſſes. Ce limon, dans lequel on trouve des molécules de fer, reſſerre auſſi les parties relâchées, & fortifie celles qui font affoiblies.

V.

Les propriétés que la nature a accordées aux Eaux de Bourbonne ne font ni inférieures, ni moins confidérables que celles que l'on vante dans les Eaux les plus célébres.

Rappellez un moment ce grand nombre de remédes que la vaste étenduë de la Médecine fournit pour la guérison des maladies ; j'ose dire qu'on n'en trouvera aucun plus efficace & plus sûr que ces Eaux pour les maladies chroniques, qui viennent de l'épaississement des humeurs. Tout ce qu'on regarde comme spécifique, ne surpasse point en cela les Eaux dont je parle. Non, ni le mercure, ni le quinquina, ni l'hypécacuanha, ni les autres remédes tant de fois exaltés comme des prodiges de la Médecine, ne peuvent être utiles qu'à certaines maladies

particuliéres & déterminées.
Mais les Eaux de Bourbonne,
si absolument parlant elles ne
sont point le reméde spécifique de toutes les maladies
chroniques, en guériffent du
moins la plus grande partie.
Un détail trop exact nous me-
neroit trop loin ; bornons-
nous à un petit nombre, qui
nous donnera pourtant droit
de tirer la conclusion naturelle
de toute cette Differtation.

Je commence par l'apoplé-
xie féreufe : Quoique ce foit
une maladie des plus aiguës,
elle eft cependant si fouvent
fuivie de maladies chroniques,
qu'il y a lieu de former ici
fort à propos cette queftion :

Est-il quelque moyen par où l'on puisse prévenir cette apopléxie ? On le peut sans doute par l'usage méthodique des Eaux de Bourbonne prises à propos : Par là on éloigne les vertiges, qui font comme les avantcoureurs de l'apopléxie ; on en prévient les attaques, on se délivre de la paralysie, suite trop ordinaire de l'apopléxie : Par là enfin on vient heureusement à bout de vaincre cette ennemie capitale de nos jours. Voici, ce me semble, la raison d'un si heureux succès. L'apopléxie, comme toutes les autres affections soporeuses ; l'apopléxie, dis-je, n'a guéres de causes plus ordinaires, ou qu'un fang trop épais, ou que des humeurs vifqueufes, qu'une circulation trop lente raffemble dans la fubftance du cerveau, & qui fe répandant enfuite, ou caufant des obftructions dans les glandes corticales, empêchent la fécrétion & la diftribution des efprits animaux. Or je ne penfe pas que perfonne puiffe nier que les Eaux de Bourbonne ne foient appellées avec juftice, & ne foient en effet antiapopleétiques, puifqu'elles corrigent cet épaiffiffement du fang, & qu'elles préviennent cette fatale coagulation des humeurs. Produire ces deux effets, c'eft ôter incon-

testablement la cause de l'apopléxie. Nous traiterons cette
matiére plus à fond dans une
des questions suivantes.

A l'apopléxie joignons la
paralysie, puisqu'en effet souvent celle-ci n'a point d'autre
source que celle-là. Il est peu
de remédes plus efficaces pour
les Paralytiques que les Eaux
de Bourbonne, soit que leur
paralysie soit complette ou
incomplette, & par quelque
cause qu'elle ait été produite;
car enfin, si elle a été causée
par un sang trop visqueux &
propre à former des obstructions, ensorte qu'il ne produise plus que des esprits ou
trop foibles, ou en trop petite

quantité pour les mouvemens
nécessaires du corps, d'où suit
nécessairement le relâchement
des parties nerveuses, & des
organes du mouvement & du
sentiment, quoi de plus propre à détruire cette premiere
cause de la paralysie, que les
Eaux, puisqu'elles semblent
faites pour atténuer le sang
trop épaissi, & pour lui rendre sa fluidité & son mouvement ! Que si la paralysie est
causée par des sérosités gluantes, qui inondent, bouchent
& compriment tellement les
fibres des nerfs & des muscles,
que les esprits ne puissent plus
s'insinuer dans ces parties, qui
par le défaut des esprits, ou

par leur diminution trop considérable se trouvent sans sentiment & sans mouvement,
ou du moins n'en ont que très-
peu, rien n'est plus propre
encore que les mêmes Eaux
pour détruire cette autre cause
de la paralysie ; car étant composées de principes extrêmement déliés & pénétrans, il
leur est naturel de diviser les
humeurs qui sont attachées
aux muscles & aux fibres nerveuses, de redonner aux différens sucs leur fluidité, & de
rendre aux solides leur oscil-
lation & leur premier ressort.

Ajoûtez à l'apopléxie & à
la paralysie, l'engourdissement;
& pour parler en termes de

l'Art, la ftupeur, avantcoureur trop certain & trop ordinaire de la paralyfie. Ajoûtez
les contractions des nerfs, foit
particulieres, foit univerfel-
les, caufées par des humeurs
vifqueufes & hétérogénes.

Les Eaux de Bourbonne font
fouveraines dans toutes ces
maladies ; par la raifon qu'elles divifent, qu'elles atténuent
& qu'elles diffipent cette forte
d'humeurs.

Que dirai-je de la migraine,
provenant, comme l'on dit,
d'une caufe froide, ou bien
d'une humeur acre & vif-
queufe, qui fe raffemblant
dans une partie de la tête, y
caufe une douleur cruelle !

Les Eaux de Bourbonne ne sçauroient manquer de fournir un reméde pour soulager ceux qui en sont atteints, à raison de la vertu qu'elles ont de dissoudre & de diviser de pareilles humeurs. Raisonnons de la même maniere des maladies des yeux & des oreilles, qui viennent de l'embarras & de l'engourdissement des nerfs optiques & acoustiques. Mais un avis salutaire que je dois ici donner à ceux qui cherchent à Bourbonne du soulagement contre les maux de tête, c'est de prendre les Eaux dans des maisons particulieres, & nullement dans l'endroit même des Bains; leur trop grande chaleur, & les vapeurs qui en sortent, ont coûtume d'être nuisibles à la tête ; & je ne puis assez leur recommender de ne prendre dans ces occasions que des Bains très-tempérés.

Que si après tant de maladies ainsi détaillées, nous venons à celles de la poitrine, j'avoue d'abord que la vertu des Eaux de Bourbonne ne s'étend pas si loin. Mais aussi je dis que quand il s'agit, soit de l'asthme, qui a pour cause des sucs gluans qui remplissent les vésicules des poumons, soit de cette espece de palpitation de cœur qui vient d'un sang épais & visqueux, la propriété que les Eaux de Bourbonne ont de diviser & d'atténuer, ne laisse aucun lieu de douter qu'elles ne soient un excellent reméde contre ces deux sortes de maux.

Mais quoiqu'il en soit des maladies de la poitrine, les Eaux de Bourbonne sont sur tout spécifiques pour les maladies de l'estomach & du bas ventre. Elles corrigent ce qu'il y a de vicié dans la digestion, source ordinaire d'un grand nombre de maladies chroniques. Par leur boisson elles rétablissent l'estomach affoibli par de mauvais sucs qui y croupissent, qui provoquent au vomissement, & qui ôtent l'appétit. Faut-il rémédier à une crudité causée par la mauvaise qualité des humeurs ? ce sera l'ouvrage des Eaux. S'agit-il de relâcher un ventre trop paresseux ? il ne tiendra pas contre les Eaux : Elles éloignent de même la cacochymie , nourrice commune de tant de maladies. Et cela en partie parce que les Eaux détergent & poussent dehors les sucs épais & viciés ; en partie parce qu'elles facilitent & rendent à la masse du sang sa circulation ordinaire.

Quel reméde donnera-t'on à un malade qui depuis long-tems souffre les douleurs d'une colique invéterée ? Celui des Eaux ; puifque par là on évacue les humeurs féreufes, bilieufes ou vifqueufes, qui féjournant trop longtems dans les inteftins, par leur acrimonie picotent & irritent leurs membranes. Quel autre fecours plus fûr & plus préfent peut-on procurer à une femme dans les douleurs que lui caufe la difficulté de fes évacuations de chaque mois ? puifque fouvent la caufe de cette efpece de maladie confifte dans des obftructions, qui fe diffipent par la boiffon réitérée des Eaux. Que ceux qui fe trouvent tourmentés de la colique néphrétique, ne négligent point un reméde auſſi facile & auſſi ſûr que ces Eaux ; ſur tout lorſque cette colique procéde des glaires accumulés dans les conduits des reins. J'en dis autant des obſtructions du méſentére, des inteſtins, du pancréas, de la rate, du foie. Ces Eaux ſerviront même à prévenir les tumeurs des viſcéres, & les ſkirrhes qui pourroient ſe former dans toutes ces parties.

Je ne dois point taire qu'elles donnent du mouvement à toutes les humeurs viciées, lorſqu'elles l'ont perdu ; & qu'elles rémédient aux fleurs blanches, qui procédent d'un ſang viſqueux & de l'obſtruction

tion des vaiſſeaux de la matrice. Par là elles ſervent à la
fécondité, s'il eſt vrai que les
fleurs blanches y ſoient un
obſtacle; & rétabliſſant le
cours des régles, elles guériſ-
ſent des pâles couleurs. En
général on ne peut trop les
recommender dans toutes les
maladies, qui étant cauſées
par un ſang trop lent & trop
épais, ne demandent que des
diſſolvans; car ces Eaux ont
dans un éminent degré la vertu
d'ouvrir, de diſſoudre & d'é-
vacuer.

Que dirai-je encore? Peu de
remédes plus ſouverains 1°.
Contre toutes ſortes de vers,
que ces Eaux ſont mourir &

K

évacuer : Je n'en excepte pas même les vers plats, qu'elles détachent & qu'elles font fortir.

Je conseillai à un Lieutenant de Cavalerie la boisson des Eaux de Bourbonne. Pendant le tems qu'il les buvoit, il rendoit chaque jour plus ou moins de vers plats. La raison est, que ces Eaux empêchent d'éclore les petits œufs qui renferment les vers, qu'elles purgent la matiere vermineuse, les humeurs qui servent à la faire éclore, & les vers mêmes.

2°. Contre cette sérosité visqueuse & acide, qui environnant les nerfs du méfentére

& les picotant, produit les mouvemens convulsifs qu'on appelle ordinairement hystériques.

3°. Contre la jauniffe, qui provient d'une bile réfineufe ; parce qu'elles donnent de la fluidité aux fucs trop lents qui la caufent, & facilitent la fécrétion qui doit s'en faire.

4°. Contre les maladies, foit des reins, foit des uretéres, foit de la veffie ; parce que ces Eaux divifent ou diffipent les matiéres vifqueufes & graveleufes qui les font naître.

Mais pourquoi entrer dans un détail fi long pour montrer toute la vertu des Eaux de Bourbonne contre les maladies chroniques ? Il suffira de dire que la guérison des rhumatismes & de la sciatique s'acheve par ces Eaux : En voici la raison. Les douleurs que l'on ressent dans ces maladies, viennent d'une même cause ; c'est-à-dire d'une sérosité âcre, qui par le défaut de transpiration se répand quelquefois dans tout le corps, quelquefois s'arrête ou aux épaules, ou aux bras, ou aux jambes, &c. & s'attache aux membranes des muscles qui touchent les jointures. Là cette humeur une fois arrétée, pique & irrite ces parties, ce qui y produit les plus cruelles douleurs. D'où il est facile de comprendre que

l'ufage des Bains & de la Douche eft très-propre à guérir,
ou du moins à procurer du
foulagement dans ces fortes
de maladies, puifque par là
les pores étant extrêmement
ouverts, l'humeur altérée fe
réfout par les fueurs, & trouve
une heureufe iffuë par la tranfpiration copieufe que procure
ce reméde.

Il faut cependant prendre
bien garde que cette humeur
changeant, pour ainfi dire,
de nature, ne foit devenuë
femblable à du plâtre & à du
gyp ; de-là la goute nouée &
d'autres fymptomes femblables de la goute, contre lef-
quels tout l'art humain a été

jusqu'ici impuissant. En effet, lorsqu'une fois cette mucosité âcre, que l'on regarde comme la cause de la goute, est enracinée profondément, & se trouve fixée autour des tendons, des jointures & du périoste même, elle y acquiert souvent une consistence si dure, que la Médecine ne connoît aucun reméde capable de la déraciner ; & les remédes chauds, tels que les Eaux de Pourbonne, loin de la dissoudre, ne feroient que la durcir davantage.

Loin donc des Eaux de Bourbonne les gouteux, les fébricitans, les hydropiques, les phtysiques, ceux qui sont at-

taqués de la dyſſenterie, &
généralement tous ceux en
qui l'on ſoupçonne quelque
inflammation des viſcéres, ou
un ſang ou une lymphe trop
âcre.

Mais ſi elles ne peuvent pas
être ſalutaires dans ces maladies, par combien d'autres
avantages ce défaut n'eſt-il pas
compenſé ? Un homme a-t'il
trop d'embonpoint ? elles di-
viſeront les ſucs nourriciers,
s'ils ſont trop épais ; ou elles
les évacueront, s'ils ſont trop
abondans : Craignez vous un
deſſéchement dans quelques
parties ? elles y rémédieront,
en procurant une juſte diſtribution du ſuc nourricier, en

éloignant l'humeur ténace qui
pouvoit l'empêcher : Vous
plaignez - vous de quelques
parties affectées & relâchées
par un coup ou par un autre
accident ? elles leur rendront
leur premiere force & toute
leur vigueur. Je passe sous
silence les fractures des os,
les tumeurs froides, contre lesquelles on n'avoit jusqu'ici
imaginé aucun reméde efficace, les concrétions invéterées & d'autres tumeurs calleuses, les ankyloses commençantes. Je ne dis rien ni des
ulcéres externes qu'elles détergent & qu'elles consolident,
ni de la gale dont elles nétoyent parfaitement la peau,

ni

ni de toutes fortes de dartres,
ni des autres maladies cuta-
nées produites par des fucs
viciés, qui s'arrêtent dans les
vaiffeaux de l'habitude du
corps, & qui la défigurent par
l'obftacle qu'ils apportent à la
tranfpiration. Je ne parle point
non plus, ni de la difficulté de
cette évacuation qui a coûtume de produire tant d'autres maux, & dont on trouve
le reméde dans les Eaux ; ni
de la propriété qu'elles ont de
rendre aux fibres leur vertu
élaftique, & aux liqueurs le
mouvement convenable pour
leur circulation ; ni enfin de
cent autres chofes pareilles,
qu'il eft aifé de comprendre

par tout ce qui a déja été dit, & qui font moins néceffaires pour établir la vérité de ma propofition, fur tout la voyant déja appuyée fur l'expérience d'un grand nombre de malades, à qui chaque année les Eaux de Bourbonne rendent la fanté, qui, après les dons de la Grace, eft le plus grand des biens que le Ciel puiffe accorder aux mortels. Finiffons, & avec tant de malades guéris qui font prêts à foufcrire, n'héfitons point d'affurer, *que les Eaux de Bourbonne font un reméde convenable à la plûpart des maladies chroniques.*

CHAPITRE II.

Sur l'apopléxie, & particuliérement par rapport aux gens de lettres, qui y sont communément plus exposés.

I.

PERSONNE n'ignore le nombre & la cruauté des maladies qui menacent les hommes : Autant que le corps a d'organes & de parties, autant pouvons-nous compter de sujets qui sont du ressort de la maladie. Personne n'échappe à ses traits ; & dans le grand nombre, à peine s'en trouve-t'il un qui soit exempt, au moins pendant une vie un

peu longue, de quelqu'une
de ces maladies qui font re-
gardées comme mortelles : Il
faut tôt ou tard payer le tribut à ces avantcoureurs de
la mort. Ainfi la maladie n'é-
pargne ni âge, ni fexe, ni
tempérament, ni condition :
C'eft un de ces fleaux & une
de ces fuites inévitablement
attachées à la prévarication
du premier Homme, dont aucun de fes Defcendans n'a pu
encore fe mettre à couvert.
Cependant à examiner la vie
différente que menent les
hommes, il ne paroît pas
étrange que ceux qui paffent
leurs jours dans toutes fortes
de voluptés & de débauches,

ruinent bientôt leur santé , & semblent hâter leur mort ; mais n'est-il pas surprenant , à en juger par le premier coup d'œil , que les gens de lettres , dont la vie est ordinairement assujettie aux régles les plus exactes de la tempérance , soient cependant sujets aux plus fréquentes & aux plus dangereuses maladies ? Quelque frapante & quelque fâcheuse que soit cette vérité , elle est fondée sur des raisons qu'il n'est pas difficile de pénétrer , pour peu qu'on réfléchisse sur leur maniere de vivre : Voici ce qui s'est d'abord présenté à mon esprit.

On ne sçauroit disconvenir

que la vie sédentaire, le défaut d'exercice, les veilles,
ne soient autant d'ennemis de
la santé ; cependant telle est
la façon de vivre d'un homme
de lettres, qui ne pouvant ou
ne voulant point s'exercer autant qu'il faudroit, se trouve
par là privé du principal soûtien de la santé. Car pour entretenir les forces, rien n'est
comparable à un mouvement,
à un exercice, à un travail
modéré ; rien ne contribuë
davantage à une parfaite digestion, rien n'aide mieux à
la circulation du sang, rien
ne sert davantage à la sécrétion des humeurs, rien encore
de plus favorable à la sécrétion

& à la diſtribution des eſprits.
Au contraire, par le défaut
du mouvement & de l'exer-
cice, à combien de maux
n'ouvre-t'on pas, pour ainſi
dire, la porte ? L'appétit ſe
perd, ſur tout quand l'eſprit,
comme il arrive aux gens de
lettres, fait de longues & de
fortes contentions ; les forces
s'épuiſent, les eſprits ſe diſſipent ; d'où il arrive que le
chyle devient plus crud, le
ſang plus viſqueux, la bile
plus épaiſſe, la lymphe plus
gluante, & les eſprits animaux
plus foibles & plus lents dans
leurs fonctions : Voilà la ſource funeſte des maladies qui
fondent en foule ſur les gens

de lettres ; de sorte qu'on croi-
roit que pour eux plus que
pour les autres hommes, la
fatale boëte de Pandore a été
ouverte : Seroient-ils l'objet
de la haine des Parques, parce
qu'ils sont les favoris des Mu-
ses ! Quoiqu'il en soit, leur
sort est extrémement à plaindre d'être ainsi exposés à tant
de maux.

Qui passe sa vie à trop étu-
dier, à beaucoup réfléchir,
ne ménage guéres sa santé.
Aussi voit-on souvent les gens
de lettres n'avoir pour appa-
nage que la maigreur, la pâ-
leur, un estomach foible, des
fluxions, le rhumatisme, la
colique néphrétique, la pierre,

la goute, la migraine ; & celui qui me paroît de tous les maux le pire, c'eſt l'apoplexie, à laquelle ils ſont ſujets ; terme déplorable de l'étude & de la vie.

I I.

ON demandera ſans doute pourquoi les gens de lettres ſont plus ſujets que les autres à une ſi fatale maladie. Peut-être, diront-ils eux-mêmes, à quoi nous ſert le régime de vivre, & l'exacte obſervation des loix de la tempérance ; ſi menant une vie réglée & entiérement éloignée de la plûpart des vices qui peuvent cauſer de ſemblables maux, nous ſommes cependant ſujets

& plus sujets que les autres à l'apopléxie ? Injuste plainte ! Non, ce n'est pas seulement le vin & le jeu, ce ne sont pas seulement les débauches & les travaux excessifs du corps qui ruinent la santé & qui hâtent la mort, il est d'autres causes qui produisent aussi ces tristes effets, & dont quelques-unes sont particulieres aux gens de lettres. Comme il leur importe de les connoître, afin de pouvoir en prévenir les suites, quoiqu'on en ait déja dit un mot, on n'hésitera point à en reprendre le détail.

J'ai mis à leur tête la vie sédentaire, & j'appuye mon sentiment de l'expérience, qui

montre que les Villageois &
les gens de travail font rarement attaqués d'apopléxie.
D'ailleurs, les foins & les
inquiétudes dont les gens de
lettres fe trouvent fouvent
accablés, font une nouvelle
difpofition à l'apopléxie, ainfi
que l'air péfant d'un cabinet,
la fumée du fuif ou d'une huile
épaiffe que l'on refpire néceffairement, qui remplit la tête
& la poitrine, qui engourdit
les nerfs, qui appéfantit les
efprits, & difpofe par conféquent à l'apopléxie. Ajoûtez à
toutes ces caufes l'étude pouf-
fée trop avant dans la nuit,
ou trop proche du repas; car
dans ce dernier cas, les efprits

étant retenus dans le cerveau,
la digeſtion eſt privée d'un ſecours très-utile, pour ne pas
dire néceſſaire.

Je n'ignore pas que pluſieurs
gens de lettres, pour parer à
cet inconvénient, ont coûtume d'uſer de liqueurs ſpiritueuſes, ou bien de caffé &
de chocolat. Dangereuſe pratique ! Les liqueurs renverſent
& troublent la digeſtion, loin
de l'aider ; elles augmentent à
la vérité le mouvement des
eſprits, mais auſſi elles les diſ-
poſent à ſe diſſiper, & par
conſéquent mettent une nouvelle diſpoſition à l'apopléxie.
De-là la remarque de pluſieurs
habiles Médecins, qui aſſu-

rent, que depuis qu'on ufe de liqueurs, de caffé & de chocolat, on voit beaucoup plus de gens attaqués d'apopléxie qu'auparavant. Comme je prévois qu'une pareille décifion pourroit déplaire à bien des gens, je déclare que je ne prétends blâmer que l'excès.

Il eft facile, dira quelqu'un, de concevoir comment toutes ces chofes peuvent ufer infenfiblement la machine admirable du corps humain, & affoiblir la fanté; mais ce qui ne fe conçoit pas aifément, c'eft qu'elle en foit dérangée & renverfée foudainement & comme d'un feul coup, ainfi qu'il arrive dans l'apopléxie.

Cette difficulté s'évanouit, dès que l'on veut bien faire attention aux caufes d'un fi trifte événement ; je me borne à en rapporter deux.

La premiere fe tire de la trop grande contention qui accompagne l'étude, ce qui eft caufe qu'il fe fait une grande diffipation des efprits, ou qu'ils font tellement retenus dans le cerveau que leur cours en demeure comme fufpendu, & qu'il ne s'en trouve plus affez pour les fonctions animales.

La deuxiéme raifon que j'allégue, me paroît de nature à faire connoître fans réplique pourquoi les gens de lettres

font sujets plus que d'autres
à l'apopléxie ; c'eft qu'il eft
inconteftable que par l'étude
les organes du cerveau fans
ceffe tendus par les efprits animaux, s'ufent enfin, felon
l'expérience , qui fait voir
qu'un Agent à force d'agir ,
épuife enfin fa force & fa vertu. Il arrive donc que les organes ufés s'affaiffent, & ne peuvent plus tranfmettre ni faire
paffer les efprits animaux ; il
faut donc que les fonctions
animales ceffent tout-à-coup ,
& qu'ainfi l'apopléxie fe forme, parce que les organes
perdant leur reffort, il fe fait
un épanchement de férofités
ou de fang ; & ces liqueurs ne

circulant pas librement, elles gonflent les vaisseaux du cerveau, & arrêtent les mouvemens des esprits & leur distribution dans les nerfs.

I I I.

C'est un sentiment unanime de tous les Médecins, que la tête est le siége des plus considérables maladies; elle est incontestablement la partie du corps la plus noble, destinée aux plus nobles fonctions du corps & de l'esprit : On l'appelle avec justice le domicile de l'ame, l'organe de tous les sens, soit internes, soit externes; la source, & pour ainsi dire le magasin des esprits animaux

animaux : C'eſt comme un abrégé de tout le reſte de la machine humaine. Mais avec tant de priviléges, elle n'a cependant ſur les autres parties aucun avantage, quand il eſt queſtion de maladie ; elle a comme elles ſes douleurs & ſes attaques fâcheuſes.

Pour ne point deſcendre dans un détail trop long, quelle maladie plus fatale dans cette partie ſi noble, que celle à qui les Grecs ont donné le nom d'apopléxie, & que les Latins appellent maladie foudroyante ! En effet, un homme qui en eſt attaqué, tombe tout-à-coup renverſé comme s'il étoit frapé de la foudre, dans un

M.

affoupiffement fi profond, qu'il
eft non feulement l'image de
la mort , mais encore fon
avantcoureur le plus fûr & le
plus prompt. Auffi voit-on
déja dans un homme attaqué
d'apopléxie, toutes les fonctions de l'efprit & du corps
interrompuës comme dans un
homme mort : Il lui refte encore à la vérité le pouls & la
refpiration ; mais l'un & l'autre eft quelquefois fi foible,
qu'à peine peut-on diftinguer
l'homme frapé d'apopléxie,
d'un homme mort. Auffi le
fpectacle d'un homme dans cet
état frape de tant d'effroi ceux
qui l'environnent , qu'avant
qu'ils fe foient raffurés , fou-

vent un malade expire. Terrible maladie! Et je ne fçai fi
la mort, de tous les maux le
plus terrible, a quelque chofe
de plus affreux. Il arrive fouvent qu'elle eft fuivie de la
mort; mais quand elle n'ôte-
roit pas la vie, elle ôte la
connoiffance & le fentiment;
& quand le fentiment refte-
roit, & que le malade jouiroit
encore de la vie, de quelle
vie? d'une vie privée à demi
de la végétation, à caufe de
la maigreur & de la féchereffe;
d'une vie privée à demi du
fentiment, à caufe de la paralyfie, qui fuit pour l'ordinaire l'apopléxie; d'une vie
privée de tout commerce avec

les hommes, de la conversation & de la parole, à cause de la difficulté qu'elle laisse dans la langue, d'un bégayement qui fait pitié, & souvent d'une perte absoluë de la mémoire. En un mot, d'une vie menacée à tous les instans du fâcheux retour d'un second accident, & par conséquent d'une mort certaine.

Ainsi, pauvres mortels, nous sommes exposés à une fin aussi triste qu'inopinée.

A la vuë d'une si étonnante maladie, autant qu'il est ordinaire au vulgaire de s'effrayer, autant est-il convenable aux hommes de lettres pour la prévenir, de rechercher avec foin dans quelle partie de la tête réfide principalement l'apopléxie. Leur recherche fe tourne entiérement du côté du cerveau, & c'eft là qu'il faut les fuivre. Après l'ouverture du crane, la premiere chofe qui fe préfente, c'eft une maffe qui en remplit toute la cavité, & c'eft par cette maffe que font formés le cerveau & le cervelet, qui fe trouvent enveloppés d'une double membrane. Cette même maffe eft compofée de deux fubftances, l'une de couleur cendrée, qu'on appelle corticale ; l'autre de couleur plus blanche, qu'on appelle médullaire. Mais avec quel artifice ces substances sont-elles construites? Avec quel art sont-elles combinées? Avec le secours du microscope, vous n'appercevrez qu'un amas de petits vaisseaux sans nombre.

Les Sçavans n'ignorent pas l'usage & les propriétés de ces deux substances; dans la substance corticale se fait la sécrétion des esprits animaux, qui ne sont autre chose que la partie la plus subtile, la plus mobile & la plus volatile du sang, portée par les artéres carotides & vertébrales dans la substance du cerveau, pour donner lieu à la sécrétion de la matiere spiritueuse, qui se

fait dans les glandes. Ces esprits ainsi séparés, sont reçus
dans la substance médullaire ;
ils y sont en dépôt comme dans
un magasin, jusqu'à ce qu'ils
entrent dans les nerfs pour y
produire les mouvemens & les
sensations volontaires ou invo-
lontaires.

Que si l'on examine encore
de plus près le cerveau, on y
trouvera d'autres parties qui
méritent d'être remarquées ;
sçavoir, des cavités qu'on appelle ventricules ; le corps
calleux, qui est le siége de
l'ame, suivant plusieurs Ana-
tomistes ; & sur tout cette fa-
meuse glande pinéale, à qui
Descartes donnoit des usages

fi nobles & fi variés : Ufages
que les raifons & les obferva-
tions des Anatomiftes les plus
expérimentés & les plus habiles, ne permettent plus de ne
pas attribuer à la double fubftance du cerveau, comme à
la fource des plus nobles fonctions de l'efprit & du corps,
puifque cette double fub -
ftance fournit les efprits néceffaires à toutes ces fonctions.

Après cette légére defcrip-
tion du cerveau, il paroît qu'il
n'y a plus lieu de douter du
fiége de l'apopléxie ; car pour
ne point m'engager dans le
détail d'un grand nombre de
différentes opinions, le fentiment le plus vraifemblable eft
celui

celui qui met le siége de cette maladie dans la subftance même du cerveau. Voici comment il s'explique.

L'apopléxie, fuivant le fentiment unanime, eft une ceffation des fonctions animales par l'interruption du cours des efprits.

Or les efprits n'ont point d'autre demeure que cette double fubftance du cerveau dont nous venons de parler ; foit parce que la fécrétion s'en fait dans cette partie du cerveau où fe trouvent les organes propres à les filtrer, telles que font les glandes corticales ; foit parce que de la fubftance médullaire ils fe répandent fa-

N

cilement dans les nerfs ; soit enfin parce que les tuyaux nerveux tirent leur origine de cette substance. D'où il suit que cette double substance doit être regardée comme le siége de l'apopléxie, & non point, comme l'ont prétendu quelques Auteurs, l'épine médullaire, & beaucoup moins les ventricules du cerveau, comme vouloient les anciens. Mais tout ce que nous avons dit ne doit pas s'entendre sans interprétation ; car comme il y a une grande différence entre ce qu'on nomme l'apopléxie forte & l'apopléxie foible, on doit aussi distinguer la cause de l'une de la cause de l'autre.

Celle qui eſt foible, n'a ſon ſiége que dans le cerveau; mais le ſiége de l'apopléxie forte eſt également dans le cerveau & dans le cervelet.

Que ſi l'on demande la différence qui ſe trouve entre l'une & l'autre, il eſt aiſé de répondre que l'apopléxie forte affectant, comme on vient de le dire, tout à la fois le cerveau & le cervelet, elle cauſe au malade une privation totale & ſans retour du mouvement & du ſentiment, laquelle arrêtant le pouls & empêchant la reſpiration, cauſe la mort.

Au lieu que l'apopléxie foible n'affectant que le cerveau,

elle laisse encore lieu au mouvement du pouls & à la respiration, qui se font néanmoins avec beaucoup de difficulté : Cette derniere espece n'est pas toujours mortelle, mais elle dégénére ordinairement en paralysie.

A cette division de l'apopléxie, qui, comme on le voit, se tire des différens symptômes, il faut encore en ajoûter une autre assez connuë, qui se tire de ses diverses causes.

C'est la division qui se fait d'apopléxie de sang & d'apopléxie d'humeurs. Il est important de faire attention à la nature, au siége, aux principaux symptômes de l'une &

de l'autre, pour en connoître mieux enſuite les cauſes, & y apporter du reméde.

L'apopléxie de ſang eſt celle que cauſe un ſang trop abon. dant, trop raréfié, ou extra-vaſé; mais l'apopléxie d'hu-meurs eſt celle qui tire ſa four-ce de quelque humeur défec-tueuſe, ou par rapport à la quantité, ou par rapport à la qualité.

Diſtinction ſi eſſentielle, que ſans ſon ſecours on ne peut eſpérer d'entreprendre heureu-ſement la guériſon d'un ma-lade attaqué d'apopléxie.

I V.

L'APOPLÉXIE, comme toutes les autres maladies, a des causes prochaines & des causes éloignées, qui peuvent être internes ou externes.

La cause prochaine de l'apopléxie, c'est la ceffation du cours des efprits animaux dans les nerfs. La cause éloignée, c'est le fang lui-même, ou quelque autre humeur qui péche en quantité ou en qualité.

1°. Le fang, lorfqu'il eft porté avec trop d'abondance au cerveau, ou qu'il y eft en trop grande effervefcence, ou qu'il eft extravafé, en telle forte que les vaiffeaux du cerveau trop remplis, trop tendus, refferrent & compriment les glandes, & par conféquent

empêchent la fécrétion des efprits animaux ; ce qui arrive
encore plus infailliblement,
fi les vaiffeaux viennent à fe
rompre , parce qu'alors le fang
qui croupit, comprime le cerveau , l'appéfantit ; d'où il arrive qu'il ne fe fait plus de fécrétion d'efprits , plus de fen-
fation , plus de mouvement ,
& voilà l'apopléxie de fang.

2°. Les mêmes effets peu-
vent auffi être caufés par une
lymphe , foit épaiffe , foit fluide ; car les humeurs gluantes
ont peine à circuler dans les
glandes corticales , elles char-
gent & rempliffent tellement
le cerveau , qu'elles détermi-
nent fouvent à l'apopléxie ,

ou à quelques affections foporeufes.

Les humeurs fluides, fi elles
fe trouvent raffemblées en trop
grande quantité dans les vaiffeaux du cerveau, s'y répandent & inondent fa fubftance,
elles la preffent & caufent des
obftructions dans les glandes,
& empêchent par conféquent
la fécrétion des efprits animaux.

On peut ajoûter que le pus
qui fe forme dans le cerveau,
les abcès, les véficules aqueu-
fes, les puftules de petite vé-
role dans les meninges, les
pierres qui fe produifent dans
le cerveau, caufent quelquefois des apopléxies; & telles

en sont les causes internes.
Pour ce qui regarde les causes
externes, on doit mettre dans
ce genre plusieurs choses différentes, comme les coups
reçus à la tête, la compression du cerveau, certaines dis-
positions de famille, & mal-
heureusement héréditaires :
C'est souvent l'usage trop fréquent des narcotiques ; c'est
quelquefois une fumée sulfu-
reuse du charbon qu'on respire dans une chambre où il
n'y a point de cheminée, ni
assez d'air ; c'est dans les vieillards la coction imparfaite des
alimens, le retardement des
sécrétions, un sang appauvri
qui produit des humeurs trop

vifqueufes , peu propres à former & à fournir dès efprits.

Il faut encore mettre au
nombre des eaufes externes ,
l'abus des chofes néceffaires à
la vie : Telle eft l'habitation
dans les lieux humides & marécageux ; telle eft l'intempé-
rie d'un air pluvieux, froid
& péfant, qui aecumulant les
humeurs, & les faifant répandre , difpofe à l'apopléxie ; tel
eft l'ufage immodéré du vin ,
des liqueurs fpiritueufes , des
alimens & des ragoûts ; tel eft
encore un fommeil trop long
& hors de faifon , fur tout
après le diner , quand on n'y
eft pas accoûtumé ; car alors
il caufe des fluxions, il énerve

le corps, il appéfantit la tête, il humecte & réfroidit trop, il produit des crudités abondantes dans tout le corps, & engourdit les efprits animaux.

On peut ajoûter encore la fuppreffion des évacuations accoûtumées, comme feroient des ulcéres fermés tout-à-coup, les différentes paffions de l'ame, la colére, la trifteffe, la honte, la frayeur, & femblables chofes, qui, comme il a été obfervé, caufent fouvent l'apopléxie.

Autant qu'il y a de caufes de cette maladie, autant y a-t'il de fignes qui peuvent nous la faire diftinguer ; les uns dénotent l'apopléxie de fang, les autres l'apopléxie d'humeurs : Il y en a d'autres communs à toutes les deux ; telle est la variété du diagnoftique de cette maladie.

Les fignes communs font une fubite privation du mouvement & du fentiment, accompagnée d'une refpiration difficile, avec une efpece de ronflement & un fommeil qui n'eft point naturel.

Les fignes particuliers de l'apopléxie de fang, font une couleur du vifage plus rouge qu'à l'ordinaire, un pouls élevé & plein, les veines du col & de la face trop enflées. Au contraire les indices particuliers de l'apopléxie d'humeurs

font une couleur pâle du vifage, un pouls lent & petit.

Tous ces fignes accompa-
gnent le paroxifme du mal; il y en a qui le précédent : Dans l'apopléxie de fang, ce font la pléthore, le trop de nourriture, la fuppreffion des évacuationsordinairesdufang.

Les indices qui précédent l'apopléxie d'humeurs, com-me autant d'avantcoureurs, font en grand nombre; la péfanteur, la douleur d'une tête embarraffée, l'indolence, les vertiges, l'affoupiffement, la fuppreffion des évacuations accoûtumées, comme du pus par les ulcéres, des humeurs féreufes par les narines & par le crachement.

A ces fignes diagnoftiques de l'apopléxie, il faut ajoûter ceux qu'on appelle diftinctifs; car quoique l'apopléxie ait une certaine affinité avec les autres affections foporeufes, elle a auffi des différences qui l'en diftinguent entiérement. Elle différe de la léthargie, en ce que la léthargie fe forme petit à petit, & commence avec la fiévre. Elle différe de cette affection qu'on appelle *carus*, parce qu'en celle-ci les malades agités montrent du fentiment; lorfqu'ils font appellés ils ouvrent les yeux & font connoître qu'ils entendent; mais dans l'apopléxie il ne refte aucun fentiment.

Elle diffère de la catalepsie, en ce qu'un cataleptique demeure dans la même situation où le paroxisme de son mal le trouve ; & un homme frapé d'apopléxie tombe à l'instant par terre.

Elle diffère de la syncope, en ce que le pouls s'éclipse dans cette maladie, & que dans l'apopléxie on le sent encore.

Elle diffère de la suffocation uterine, en ce que celle-ci change extrêmement le visage ; mais dans l'apopléxie, sur tout de sang, la couleur devient plus vive.

Enfin on la distingue du catharre suffoquant, en ce qu'il

n'ôte point le sentiment & le mouvement, comme fait l'apopléxie.

Que si après cette connoisfance des signes diagnostiques de l'apopléxie, vous cherchez à connoître ce qu'il faut en pronostiquer ; au sentiment d'Hypocrate, le pronostique en est très-sinistre : Ainsi s'en est-il expliqué en plusieurs endroits, sur tout dans le 42e. aphorisme de la section 2. où il dit, que la guérison de l'apopléxie forte est impossible, & que celle de l'apopléxie foible est trés-difficile.

V.

IL nous reste maintenant à parler de la guérison de l'apopléxie

pléxie foible ; car selon l'Oracle de la Médecine que je viens de citer , la guérison de l'apopléxie forte est au-dessus de tous les remédes de la nature & de l'art. Un Médecin appellé dans ce cas d'apopléxie, doit commencer par donner son pronostique ; en procédant autrement , il risqueroit sa réputation , & peut - être celle de son Art. Cela fait , il peut ordonner les remédes les plus forts ; car c'est sur tout dans l'apopléxie que l'axiome d'Hypocrate doit avoir lieu : *Dans les maux extrêmes & violens, il faut des remédes extrêmes & violens. Aph. 6. sect. 8.* D'abord il est à remarquer qu'on doit procéder autrement dans le paroxifme du mal , que hors du paroxifme ; autrement dans l'apopléxie de fang que dans l'apopléxie d'humeurs. Lorfqu'on s'eft apperçu que le mal vient du fang , il faut à l'inftant faire ouvrir la veine du bras , du pied , enfuite de la jugulaire , fi les forces le permettent , pour vuider les vaiffeaux , appaifer l'effervefcence du fang & en faciliter la circulation. Alors les remédes qui agitent la maffe du fang feroient très-déplacés , tels que font les efprits & les fels volatils , que le fçavant Pitcarn défend d'introduire dans les vaiffeaux pour guérir

l'apopléxie ; ce qui doit ma-
nifeſtement s'entendre de l'a-
popléxie de ſang , & nullement de l'apopléxie d'hu-
meurs , puiſque cet Auteur
ajoûte enſuite ces mots : *A*
moins qu'un ſang trop viſqueux
ne ſemble le demander ; comme
il le demande en effet dans
l'apopléxie d'humeurs , qui ne
vient que des humeurs viſqueuſes & ténaces.

S'il paroît que l'apopléxie eſt
cauſée par une abondance d'humeurs viſqueuſes, alors on peut
employer les eſprits & les ſels
volatils , comme de corne de
cerf , d'yvoire , de vipére , &
autres choſes ſemblables ;
l'huile de canelle , l'eau de

méliſſe, & tout ce qui eſt propre à exciter les eſprits engourdis, & à les dégager de
l'humeur qui les embarraſſe :
L'eſprit volatil de ſel armo-
niac me paroît pour cela merveilleux ; non ſeulement il
faut en froter les temples,
l'introduire dans les narines;
mais on peut encore avec un
véhicule convenable, tel que
l'eau de ſauge ou de bétoine,
le faire prendre par la bouche.
C'eſt à mon avis, en ce cas là,
le plus ſouverain reméde, &
qui remplit preſque toutes les
indications. On doit encore
avoir recours aux différens
émétiques & purgatifs, aux
lavemens les plus forts, don-

nés avec le vin émétique.

Que si tous ces remédes tirés de la Pharmacie ne réüssissent pas ou ne suffisent pas, on peut en chercher encore dans la Chirurgie, en appliquant sur les épaules, & même sur le derriere de la tête, des ventouses scarifiées, & des vésicatoires sur la nuque. On appliquera aux temples & aux vaisseaux hémorrhoïdaux des sangsuës, si ces vaisseaux avoient autrefois flué & cessoient de le faire, & c'est alors que leur application seroit utile.

Au reste, le Médecin seul ne doit pas travailler à procurer du secours au malade;

ceux qui le gardent & qui l'environnent doivent y avoir part., en criant souvent à ses oreilles., en le remuant., l'appellant souvent. &. à haute voix par son nom ; tout cela aide en quelque maniere au mouvement des esprits, &. facilite leur passage & leur cours dans les nerfs..

Il seroit trop long de ne rien ômettre de ce que les Auteurs ont imaginé là-dessus ; passons à la maniere de prévenir & d'éloigner l'apopléxie : C'est à quoi chacun doit s'appliquer avec une ardeur d'autant plus grande, que cette formidable maladie, dès qu'une fois on en a été attaqué, traîne après foi non seulement la paralysie, une foiblesse de mémoire, une difficulté de parler, mais encore un danger prochain de rechute, à moins que l'on n'use d'un grand régime, & que l'on n'évite avec soin tout ce qui peut y donner occasion.

Pour prévenir l'apopléxie de sang, rien n'est plus efficace que de se faire ouvrir la veine de tems en tems. Il faut y ajouter un grand éloignement de la crapule, & une horreur de l'abus des liqueurs spiritueuses, comme d'une vraie peste.

Pour prévenir l'apopléxie d'humeurs, il est utile de se purger de tems à autre ; par

là on éloigne les causes de la
maladie, & on en corrige les
effets, quand on en a déja été
attaqué.

Il est encore utile de se procurer un exercice modéré &
réglé. Il faut éviter un sommeil trop long, sur tout après
le diner, aussi bien que les
veilles excessives : Il faut éviter de même un air trop humide & marécageux, couvrir
& tenir chaudement sa tête
contre les injures du froid &
de l'hiver ; enfin, il faut souper légérement & de bonne
heure.

Mais l'apopléxie d'humeurs
ne peut être prévenuë ou cor-
rigée par aucun reméde plus
convenable

convenable que par les Eaux de Bourbonne, prises dans la saison & avec méthode. Ces Eaux remédient souvent à la paralysie, reste malheureux de l'apopléxie. Elles coupent, si l'on peut se servir de cette expression, la racine des nouvelles attaques : En un mot, je ne connois point de reméde plus sûr, plus prompt, pour prévenir cette triste maladie ; & je crois devoir conseiller aux gens de lettres qui ont été atteints d'une apopléxie d'humeurs, d'avoir recours aux Eaux de Bourbonne.

Nota. Il y a encore une especede d'apopléxie qu'on peut appeller mixte, parce qu'elle dépend en partie du sang, & en partie des humeurs. Dans cette espece la saignée convient avant les émétiques & les purgatifs ; & ensuite l'usage des Eaux de Bourbonne, pour remédier aux symptômes qui en résultent, & pour prévenir les retours de cette maladie.

CHAPITRE III.

Les Eaux de Bourbonne font un reméde convenable pour la paralysie.

I.

TANDIS que le corps humain est dans une santé parfaite, & que toutes les fonctions s'y font avec ordre, on peut le regarder comme le plus parfait ouvrage de l'Auteur de la nature, comme son chef-d'œuvre, & comme un abrégé miraculeux de l'Univers ; mais si par hazard cette heureuse santé vient à se déranger, tous ces titres magnifiques disparoissent, & font place à d'autres bien différens. C'est alors qu'on nous entend dire avec le Poëte, *que nous ne sommes qu'une vaine ombre & un peu de poussiére.* La santé est donc pour l'homme durant sa vie, comme le fondement & la base de toute sa félicité ; la maladie au contraire, comme le commencement & la source de toutes ses miséres. Il seroit inutile de s'arrêter dans une contemplation oisive des effets de l'un & de l'autre de ces états, il est plus convenable d'examiner leurs principes & leurs causes. J'en trouve deux, le mouvement & le sentiment, que je regarde comme deux régles infaillibles pour juger de la santé & de la maladie.

Le mouvement est comme le point fondamental de la vie ; & il en est si fort inséparable, que vivre & se mouvoir ne sont presque qu'une même chose. Qu'est-ce qu'on regarde comme le premier signe de la vie ? le mouvement. Quel est

le premier signe de la mort ?
la ceſſation du mouvement :
Et c'eſt ce qui fait ſentir la
vérité de ce que diſoit le Phi-
loſophe, *que la vie de toutes*
les choſes naturelles ne conſiſte
que dans le mouvement. Mais
quel avantage peut-on tirer
de la vie ſans le ſentiment ?
Il faut donc que le ſentiment
ſoit réüni au mouvement ; &
ſi l'un & l'autre ſe trouvent
dans un juſte tempérament,
toutes les fonctions animales
ſe trouveront réglées, & il en
réſultera une ſanté parfaite ;
mais ſi dans l'un ou l'autre il
y a du dérangement, dès lors
la maladie ſera inſéparable
de ce dérangement. Si l'un ou

l'autre vient à manquer, à peine l'homme peut-il être regardé comme vivant ; si tous les deux manquent à la fois, ce sera plutôt un cadavre qu'un corps animé : Semblable en cet état à ces statuës dont parle le Prophéte, qui avec des pieds sont dans l'impuissance de marcher, & qui ayant des mains ne peuvent en faire aucun usage. Telle est la misérable situation d'un paralytique ; car sa maladie consistant dans un relâchement des fibres nerveuses, qui ne peuvent plus jouer, ni donner entrée aux esprits animaux pour les différentes fonctions animales, elle ne lui

laiffe plus que la figure d'une
efpece de cadavre.

II.

Comme dans la paralyfie
il eft principalement queftion
des efprits animaux & des
nerfs, il faut d'abord s'en former une idée. On peut regarder les efprits animaux dans
l'homme, tout ainfi que nous
regardons les rayons du Soleil
dans la nature : Si ces efprits
viennent à manquer, il eft
inévitable à la machine humaine de languir, & de bientôt périr.

Par l'influence du Soleil &
de fes rayons, que ne voyons-
nous pas arriver dans l'Uni-

vers ? La terre en tire sa fécondité, sa surface en est égayée & embellie, les prairies deviennent riantes, & toute la nature se renouvelle ; mais lorsque cette influence des rayons du soleil vient à manquer, la terre se couvre de ténébres, & semble plongée dans la tristesse & dans le deuil.

Ainsi en arrive-t'il dans l'homme. Au moyen du cours favorable des esprits animaux, le corps heureusement animé se prête à toutes les fonctions que l'ame qui le gouverne peut désirer. Par un effet contraire ce cours des esprits cessant une fois, les membres sont sans

force, ils languiſſent, s'en-
gourdiſſent, & deviennent incapables d'aucun mouvement.
Puiſque les eſprits animaux
ſont à l'égard de l'homme ce
que le Soleil & ſes rayons ſont
à la nature ; de même qu'il
falloit que pour animer la terre, il ſe trouvât dans un Ciel
ſupérieur, d'où il lui envoyât
ſes influences ; il étoit auſſi
convenable que le ſiége des
eſprits animaux fût la partie
la plus élevée de nos corps,
pour faire paſſer ces eſprits du
cerveau dans les parties inférieures.

Au reſte, les eſprits animaux ſont d'une nature ſi mobile & ſi facile à agiter, qu'ils

obéïssent au moindre désir de l'ame. Ils font d'une matiére si déliée, qu'ils font imperceptibles aux yeux les plus perçans ; leur petitesse cependant, qui les empêche de tomber fous nos fens, ne doit point faire douter de leur exiftence, qui eft fi bien prouvée par tant d'effets fenfibles. Ils tirent leur fource du cerveau, du cervelet, & de l'épine médullaire ; & par le moyen des nerfs, comme par autant de canaux, ils font portés & rapportés dans les différentes parties du corps. Si quelque obftacle vient à interrompre ce flux & ce reflux, la diftribution des efprits ceffe de fe faire, les nerfs se relâchent , la force des muscles s'affoiblit , la vertu élastique des fibres nerveuses, qui sont les seuls organes du sentiment & du mouvement , manque ; le mouvement & le sentiment se perdent en même tems ; par conséquent la paralysie se trouve formée.

Il faut remarquer qu'il y a des nerfs qui servent au mouvement, & d'autres qui servent au sentiment. Avec cette distinction, on explique facilement & sûrement un phénoméne , qui dans la paralysie a quelquefois embarrassé les Médecins : C'est lorsque le sentiment reste à un malade qui a

perdu tout mouvement, ou
que le mouvement reste à un
malade qui a perdu tout sentiment. Dans ces occasions il
est aisé de concevoir que ces
différens effets ne viennent que
de la différence des nerfs qui
sont attaqués. A la vérité les
esprits animaux par leur nature peuvent servir indiffé-
remment au mouvement & au
sentiment ; mais ce qui les
détermine à l'un ou à l'autre,
c'est la différence des organes
où ils sont employés ; car
comme nous admettons pour
certaines fonctions particulieres les nerfs optiques, les nerfs
de l'odorat, les nerfs de l'ouïe,
il faut de même admettre des

nerfs deſtinés pour le ſentiment, & d'autres pour le
mouvement ; & parce que les
organes ne ſont jamais ſans
membrane, de-là il arrive que
le ſentiment ſe perd beaucoup
plus difficilement que le mouvement, outre que pour le
mouvement il faut une quantité plus conſidérable d'eſprits
animaux que pour le ſentiment. Il arrive donc dans la
paralyſie que le ſentiment
manque, lorſque les mem-
branes nerveuſes ſont affectées,
& que le mouvement vient à
manquer lorſque les muſcles
ſont relâchés ; enfin, que l'un
& l'autre ſe perd lorſque ces
deux organes ſont viciés.

III.

Il est aisé de conclure de ce que nous venons d'expofer, que la maladie dont il eft ici queftion, confifte dans le défaut de mouvement & de fentiment, & que ce défaut peut s'étendre à une ou à plufieurs parties du corps. Les Grecs lui donnent le nom de para-lyfie, les Latins celui de ré-folution, qui, confidérée en elle-même, eft un relâche-ment des parties nerveufes. Or parce que quelquefois la force élaftique des parties ner-veufes fouffre feulement de la diminution, & que d'autres fois elle fe perd tout-à-fait, on a diftingué plufieurs efpeces de paralyſie. On appelle paralyſie parfaite , celle où la réſolution des fibres nerveuſes ôte tout-à-la-fois le mouvement & le ſentiment. On appelle paralyſie imparfaite , celle où l'on ne perd que l'un ou l'autre.

On diviſe encore la paralyſie en univerſelle & en particuliere. La paralyſie univerſelle eſt celle où tous les ſens extérieurs & tous les mouvemens volontaires périſſent ; & cette eſpece de paralyſie ne différe point de l'apopléxie. La paralyſie particuliere eſt celle qui n'affecte que les nerfs de quelques parties du corps en particulier ; c'eſt pourquoi il y a une paralyſie des yeux, une paralyſie de la langue, de la bouche, d'un bras, d'une main, des jambes, des pieds, &c. Les parties internes ne ſont point à couvert de telles attaques; l'eſtomach, les inteſtins, le ſphincter de l'anus & de la veſſie en ſont quelquefois affectés; le cœur même n'en eſt pas exempt: C'eſt à quoi l'on peut attribuer certaines morts ſubites, dont on ne découvre d'ailleurs aucune cauſe.

Ce que nous appellons paraplégie & hémiplégie, qui ſont des ſuites de l'apopléxie, doivent auſſi être compriſes dans la claſſe des paralyſies particulieres.

lieres. L'une confiste dans le relâchement des parties inférieures à la tête, laquelle demeure saine & sans être attaquée : L'autre consiste dans le relâchement de la moitié du corps, comme du bras & de la jambe du même côté. Je sçais qu'il y a des Médecins qui regardent ces maladies comme faisant classe à part, différente de celle de la paralysie ; mais je ne vois aucune raison qui établisse ce sentiment, puisque ces maladies ont les mêmes causes & se traitent par les mêmes remédes que la paralysie.

Il ne faut pas confondre une contorsion de bouche qui reste

Q

après la paralyſie, avec celle qui eſt l'effet d'une convulſion; la différence eſt infinie entre une partie ſujette à la paralyſie, & une partie ſujette à la convulſion : Dans celle-ci c'eſt la partie malade qui tire la partie ſaine, au lieu que dans celle-là c'eſt préciſément le contraire. De plus, la partie affectée de paralyſie eſt toujours molaſſe & flaſque; celle qui eſt attaquée de convulſion eſt au contraire roide & fort tenduë.

Il ſeroit inutile de m'étendre davantage ſur les différentes eſpeces de paralyſie. Je paſſe ſous ſilence celle que Willis appelle chaude ou bilieuse, comme étant si rare, qu'on n'a pu encore faire aucune observation sur sa nature. Je laisse même celle dont parle Erasistrate dans Cœlius Aurelianus, & qu'il appelle paradoxe, à cause de sa singularité. Dans cette paralysie (dit-il) « un homme qui se promene « est arrêté tout-à coup, sans « pouvoir avancer ; & un mo- « ment après, comme si on « lui ôtoit ses chaînes, il mar- « che ainsi qu'auparavant. « A supposer son récit vrai, il faut attribuer de pareils événemens à de légéres vapeurs qui relâchent les muscles pour quelques instans seulement. Au reste remarquez que le dia-

gnoftique de la paralyfie confifte dans l'impuiffance de fentir ou de fe mouvoir : diagnoftique qui n'eft ni équivoque,
ni contefté.

IV.

Avant que d'expliquer la
maniere dont on doit traiter
une maladie fi fâcheufe, il eft
à propos d'en rechercher &
d'en examiner avec foin les
caufes, puifque felon l'axiome, il n'eft point de cure pour
une maladie que l'on ne connoît point. Examinez d'abord
fi la maladie a été caufée par
un vice qui foit externe ou
interne ; car felon l'occur-
rence, on doit appliquer des
remédes différens.

La cause prochaine d'une paralysie peut se tirer de deux sources; la premiere se trouve dans les esprits animaux, dont le cours est intercepté ; la seconde se trouve dans l'obstruction ou dans la compression des nerfs qui doivent leur fournir le passage.

Quant aux causes éloignées de la paralysie, on en compte un très-grand nombre, parmi lesquelles la plus considérable est un tempérament humide & froid, provenant ou de la vieillesse, ou d'une saison froide, humide & pluvieuse.

Quand Hypocrate ne nous auroit point appris que les humeurs cruës & froides sont les principales causes de cette maladie, nous l'apprendrions assez de l'expérience, de la raison & du proverbe, qui dit, que tout ce qui est froid est ennemi des nerfs. Peut-on nier qu'à force d'humecter & de réfroidir les fibres & les tendons, il n'en résulte dans les uns & les autres un relâchement qui cause la paralysie ?

Etmuller dit avec raison, que les enfans & les vieillards font autant de demi-paralytiques. Dans les enfans, les tendons & les fibres comme noyés dans un suc nourricier trop abondant, ne peuvent être que lâches & molasses, peu propres par conséquent

au mouvement. Dans les vieillards, le ſuc nourricier étant
preſque épuiſé, n'eſt remplacé
que par des ſéroſités trop
abondantes, qui relâchent de
même les tendons & les fibres,
& rendent auſſi les perſonnes
âgées demi-paralytiques.

Rapportons au même prin-
cipe l'obſervation ſouvent faite, que porter au col trop
longtems des linges mouillés,
c'eſt s'expoſer à en relâcher les
nerfs, à interrompre la communication des eſprits animaux, & par conſéquent s'expoſer à quelque attaque de
paralyſie.

Il eſt encore une infinité
d'autres cauſes éloignées qui

conduifent à cette maladie ; par exemple, une perte de fang un peu confidérable, les médicamens & les vapeurs narcotiques, les vapeurs qui s'élevent du mercure ; auffi voit-on que ceux qui les manient fouvent, tombent plus fréquemment en paralyfie : L'excès du vin y difpofe fûrement, auffi bien que les tumeurs adhérentes aux nerfs, la coupure des nerfs & la luxation des vertébres. Les chofes que les Médecins appellent non naturelles, peuvent auffi avoir place parmi les caufes éloignées de la paralyfie : Tels font les alimens trop groffiers, froids, humides, un fommeil immodéré

immodéré, une vie fédentaire,
la fuppreffion de certaines
évacuations ordinaires ; en un
mot, tout ce qui caufe un débord d'humeurs fur les nerfs
& fur les mufcles, tout ce qui
rend les humeurs trop abondantes & trop vifqueufes, &
qui fait que ces humeurs s'arrêtant & s'embarraffant dans
les nerfs, bouchent le paffage
aux efprits animaux. Ajoûtez
encore à tout cela le chagrin,
les violentes paffions, & tout
ce qui peut empêcher la tranfpiration ; car dès qu'elle ne fe
fait point à l'ordinaire, il arrive néceffairement que les
parties nerveufes font inon-
dées d'humeurs qui les rendent
R

lâches & foibles, leur force élastique diminue ou dépérit entiérement, & par-là le sujet se trouve sans sentiment & sans mouvement.

Si l'on demande à présent les pronostiques de la paralysie, les voici : L'engourdissement, sur tout celui qui succéde à la colique, est l'avant-coureur de la paralysie : On doit dire la même chose de cette espece d'affection que quelques-uns ont appellé paralysie mineure, que je regarderai toujours comme dangereuse, lorsqu'elle sera venuë à la suite d'une apopléxie ; car si on n'y apporte un prompt secours, elle sera bientôt suivie d'une feconde attaque. L'apopléxie foible ne manque jamais de dégénérer en paralyfie, qui eft pour ainfi dire fa fuivante inféparable, & prefque auffi dangereufe, lorfque les parties affectées deviennent froides & qu'elles font defféchées. Enfin, la paralyfie particuliere donne fujet de craindre la paralyfie univerfelle, qu'elle annonce ordinairement.

Que fi ces fymptomes marquent une fanté prefque défefpérée, & font pour un malade autant de fignes fâcheux, il y a d'autres fignes plus confolans, qui lui donnent lieu d'efpérer le rétabliffement de

fa fanté ; tel eſt un tremblement qui furvient à la paralyſie. De même dans une attaque récente c'eſt bon ſigne
ſi la partie malade conferve ſa
chaleur , ſi l'on y reſſent une
efpece de fourmillement ; car
alors c'eſt une marque que les
efprits animaux travaillent à
s'ouvrir un paſſage dans les
parties nerveuſes , & à rétablir
le mouvement. C'eſt encore
un heureux préſage qu'une
diarrhée ou une fiévre qui ac-
compagnent la paralyſie ; ſouvent ce mal a été guéri par ces
deux voies.

V.

POUR peu qu'on faſſe d'attention à tout ce que nous

avons dit, il ne fera pas difficile d'appercevoir comment la
paralyfie demande d'être trai-
tée. Il s'agit de rétablir le fentiment & le mouvement ; or
il ne peut être rétabli qu'en
procurant le cours & le paffage
des efprits animaux, pour
rendre aux mufcles leur vigueur, & aux fibres leur force
élaftique. Il faut donc commencer par examiner la durée
de la paralyfie, puifqu'il eft
conftant que lorfqu'elle eft encore récente, les moyens de la
guérir font très - différens de
ceux qu'il faut employer lorfqu'elle eft déja invéterée, &
comme enracinée profondé-
ment. La faignée, qui eft

bonne dans le commencement de cette maladie, est dange-reuse lorsqu'elle est formée depuis longtems. En géné-ral, la saignée n'est d'au-cun usage, pour ne pas dire qu'elle est inutile ou dange-reuse sur la fin de la plûpart des maladies chroniques. Ce qui est d'autant plus vrai par rapport à la paralysie, que les parties étant épuisées d'esprits & de force, ne peuvent sans danger souffrir une pareille évacuation, qui affoibliroit toujours davantage, dès que la maladie est invéterée. On ne doit donc plus parler de la saignée, à moins qu'elle ne paroisse nécessaire dans le cas d'une pléthore évidente, ou de certains symptomes qui peuvent survenir.

Mais pour procéder plus clairement à ce qui regarde la guérison de cette maladie, distinguez d'abord ses tems différens. Dans ses commencemens, après les saignées, lorsque le sujet est pléthorique, on se sert avec succès des potions émétiques & purgatives, qui agitent & qui font évacuer l'humeur qui cause le mal. Il ne faut pas aussi négliger les remédes topiques, tels que font les frictions, les fomentations avec l'eau de vie, l'eau de la Reine de Hongrie, ou avec une décoction céphalique. Pour les linimens, qu'on a coûtume de faire avec de la graiſſe de taiſſon, de chat, de renard & d'oye, étant employés ſeuls, ils cauſeroient aux pores quelques obſtructions; c'eſt pourquoi il ne faut s'en ſervir que mêlés avec des huiles pénétrantes, réſolutives & aromatiques, ou avec des décoctions d'herbes céphaliques, comme la bétoine, la ſauge, la lavande, la primevere, le romarin, les bayes de genévrier & les feuilles de laurier. Le baume compoſé de toutes ces herbes, & celui du Pérou, ſont auſſi très-ſalutaires. Le reméde indiqué par Celſe, d'ailleurs approuvé de

plusieurs Médecins, est très-
singulier; c'est de fouetter avec
des orties vertes la partie malade.

S'il est question de la curation d'une paralysie invétérée,
les difficultés y sont très-gran-
des, & il ne paroît pas même
à propos de l'entreprendre in-
différemment dans toutes les
saisons de l'année : L'hiver y
est si contraire, qu'il est alors
bien difficile d'y réüssir ; alors
la transpiration ne se fait pas
aisément, & les sueurs sont
encore plus difficiles à procurer. L'expérience ne nous permet pas cependant de douter
de leur utilité en pareil cas,
& c'est dans les sudorifiques

que l'on cherche la guérison
des paralytiques. Outre cela
on doit faire une attention
exacte à toutes les choses que
les Médecins appellent non
naturelles ; par exemple, on
ne sçauroit trop empêcher que
le froid extérieur ne resserre
les pores, & n'arrête la transpiration insensible ; on doit
conseiller au malade des alimens convenables, & en petite quantité, un sommeil
modéré ; & afin que les remédes ayent un bon succès, il
faut sur tout lui recommender
de conserver son esprit dans
une assiéte tranquille.

Comme les paralytiques font
sujets à un amas de mauvaises

humeurs dans l'eſtomach , par
la lenteur des coctions , il
convient d'en procurer de tems
en tems l'évacuation par des
purgatifs & des lavemens : par
là vous aiderez encore la nature , alors pareſſeuſe dans ſes
fonctions ; & ſans cela il eſt
dangereux que les excrémens
dont le corps eſt rempli , ne
ſoient un obſtacle à la guériſon.

Au reſte , c'eſt travailler en
vain que de chercher d'autres
remédes que les ſudorifiques :
Ils ont la vertu de diminuer
& de déraciner cette eſpece
de maladie ; car il eſt certain
qu'ils ont guéri un grand nombre de maladies chroniques

qui n'avoient pas cédé aux autres remédes.

On pourra demander quel
égard on doit avoir au fentiment de ceux qui rejettant
les remédes diaphorétiques,
croyent qu'il faut employer
les diurétiques ; par cette raifon, difent-ils, que les parties
les plus déliées de la matiere
qui arrête les efprits, étant
feules évacuées par les fudori-
fiques , les parties les plus
groffieres demeurent, s'épaif-
fiffent davantage, & deviennent plus difficiles à évacuer :
Inconvénient que l'on évite,
felon eux, par les diurétiques,
comme étant plus propres à
emporter ces fortes de parties

grossieres. Je conviens à la vérité que dans les maladies dont la cause se trouve dans les premieres voies, l'usage à contre-tems des diaphorétiques peut être d'une dangereuse conséquence ; mais il n'y a rien à en craindre dans la paralysie, où d'ailleurs les diurétiques conviennent d'autant moins, que sa cause se trouvant souvent dans les bras & dans les jambes, on ne conçoit pas aisément qu'elle puisse être portée jusques dans les conduits de l'urine, & être évacuée par cette voie. J'avoue qu'il est à propos de ne pas user de sudorifiques trop violens ; ils atténuent tellement le sang

& en confument tellement les
féroſités , que ſi l'on les em-
ployoit mal à propos , il ne
reſteroit bientôt plus dans les
vaiſſeaux qu'une matiere craſſe
& terreſtre ; d'où s'enſuivroit
néceſſairement un grand ral-
lentiſſement de la circulation,
un défaut des ſécrétions accoûtumées , des palpitations ,
& une maigreur extraordi-
naire.

Ainſi après avoir pris les
précautions convenables , on
peut employer des ſudorifiques
doux , tels que ſont les décoctions de ſaſſe - pareille , de
ſaſſafras & d'eſquine , qui agi-
tant doucement la maſſe du
ſang , conduiſent les parties

hétérogénes qui y font mêlées vers la furface du corps, & en procurent l'évacuation, en ou-vrant fuffifamment les pores.

Mais pourquoi m'arrêter à indiquer ces remédes, comme fi les Eaux de Bourbonne par des voies fecrettes & douces, mais fûres & infaillibles, ne conduifoient pas quelquefois les paralytiques à une parfaite guérifon? Je n'en veux point d'autre exemple que l'hémi-plégie, qui quoiqu'elle réfifte toujours à tous les autres re-médes les plus forts, céde fou-vent à l'heureufe vertu de ces Eaux. Que n'en peut-on donc pas efpérer dans les autres ef-peces de paralyfie? Qu'on boive ces Eaux , elles purgent les premieres voies ; & paſſant dans la maſſe du ſang , elles lui rendent ſa fluidité. Enfin , elles pouſſent les mauvaiſes humeurs du centre à la circon-férence. Qu'on prenne le Bain ou la Douche , alors les mêmes Eaux compoſées de particules extrèmement déliées & péné-trantes , tombent avec impé-tuoſité ſur les parties malades, elles en ouvrent les pores , elles diviſent les humeurs épaiſſes & adhérentes , & provoquent les ſueurs ; alors les fibres ner-veuſes n'étant plus altérées par les cauſes de la maladie , recouvrent leur force élaſti-que , & par là le mouvement

&

& le fentiment, dont la ceffation formoit la paralyfie, font
heureufement rendus au malade. D'où il eft aifé de comprendre, que *les Eaux de Bourbonne font un reméde convenable à la paralyfie.*

CHAPITRE IV.

*La boiffon des Eaux de Bour-
bonne eft un reméde propre à
rétablir la digeftion.*

I.

IL eft étrange que ce qui devroit contribuer à nous con-
ferver la vie, ferve fouvent à
la détruire. Telle eft la per-
verfité du cœur de l'homme ;

S

il tourne à sa perte ce que la Providence ne lui a accordé que pour son bien. C'est ce qui arrive sur tout dans le mauvais usage de la varieté étonnante des alimens que l'Auteur de la nature nous fournit. Autant que leur usage réglé peut être salutaire, autant l'abus que l'on en fait devient nuisible. Sera-t'il dit que nous nous laisserons toujours emporter à nos passions? La débauche entraîne les jeunes gens, l'ambition domine dans l'âge viril, & la vieillesse est esclave de l'avarice : Ainsi se vérifie la pensée du Poëte, *chacun se laisse conduire à la passion qui le domine.* On peut

dire cependant que l'intempérance eſt généralement le
vice de tous les âges & de
toutes les conditions. S'il eſt
vrai que la nature, qui ne nous
a donné qu'une ſeule voie pour
arriver à la vie, en a ouvert
un grand nombre pour arriver
à la mort, il n'eſt pas moins
vrai que la gourmandiſe conduit ſeule plus d'hommes au
tombeau que le glaive, que
le poiſon, que toute autre
choſe de cette eſpece. Paradoxe ſurprenant! que l'homme
qui a tant de ſoin de ſe précau-
tionner contre tous les autres
ennemis de ſa vie, ſe fami-
liariſe pourtant avec celui-ci ,
qui le précipite au tombeau.

S. ij

L'éviter, le combattre, lui résister, c'est un soin qu'on ne prend pas volontiers ; on a beau décrier l'intempérance, l'appeller la nourrice des Médecins, la regarder comme la cause la plus ordinaire de la plus grande partie des maladies, on n'en est pas pour cela plus tempérant.

J'avoue que les causes les plus générales que nous connoissons des maladies, sont la mauvaise disposition de l'air, le mauvais tempérament, & l'excès dans la nourriture. Mais de douze maladies dont nous sommes attaqués, à peine en trouvera-t'on une seule qui puisse être imputée à ces deux pre-

mieres caufes, prefque toutes
tirent leur fource de la troi-
fiéme.

Il eft en effet conftant que
la mauvaife température de
l'air fait peu de malades. On
ne trouve auffi pas beaucoup
de gens nés avec un tempérament fi altéré, qu'il ne laiffe
pas le moyen de jouir du précieux bien de la fanté; mais
rien de fi commun que de
trouver des hommes qui ne
fçavent pas fe modérer dans la
maniere de vivre & de fe nour-
rir, & voilà la fource la plus
ordinaire des maladies, que
l'homme ne peut imputer qu'à
lui-même. Souvent on n'eft
pas le maître de fe dérober à

la malignité de l'air; souvent on est à plaindre d'avoir reçu de la nature un corps mal constitué : mais vous rendre esclave de l'intempérance, lorsqu'il ne tient qu'à vous de l'éviter, c'est une faute que vous ne devez attribuer qu'à vous-même, & dont il est juste que vous portiez la peine. Heureux celui qui ne connoît l'usage que d'un petit nombre d'alimens simples & naturels ! il a l'avantage de jouir d'une santé parfaite & exempte des maux que les autres s'attirent : bien plus, chaque jour il travaille, avec le secours de la grace, à mériter le bonheur d'une vie beaucoup meilleure

que la vie préfente ; il éloigne
par fa frugalité la fin de celle-
ci ; & loin d'en abréger le
cours, il trouve dans fa longueur la récompenfe de fa fo-
briété. Mais quand les jours
de cet heureux mortel feroient
des plus courts, toujours fera-
t'il vrai qu'ils feront des plus
beaux ; & que poffédant la
tempérance, il aura, comme
dit Saint Auguftin, la fource
d'un fens & d'un jugement
droit, une mémoire heureufe,
la garde des fecrets, la clef
de la fcience, la maîtreffe des
beaux arts, un germe de fanté.
Que l'intempérant parle ici,
& qu'il nous dife s'il en peut
dire autant fur fon compte.

Parmi le grand nombre de maladies qui viennent de l'intempérance, je crois pouvoir mettre à la tête la mauvaise digestion, qui est l'occasion de la plûpart des autres. Personne n'ignore l'ancien axiome : *Le vice de la premiere coction ne se corrige pas dans la seconde, beaucoup moins dans la troisiéme.* Un mauvais chyle communique son vice à la masse du sang : Le sang formé d'un mauvais chyle, ne fournira qu'une matiere défectueuse aux sécrétions ; & le mouvement de la masse du sang rempli de mauvais sucs, selon la nature de ces sucs, sera tantôt accéleré, & tantôt rallenti ;

tantôt

tantôt en danger de se coa-
guler, & tantôt en danger de
se dissoudre. Les parties solides nourries par ces mauvais
sucs, s'ils sont d'un caractére
trop âcre, maigriront ; s'ils
sont trop cruds & visqueux,
ils dérangeront les sécrétions
& causeront des congestions,
des inflammations, des obstructions, des skirrhes, &c.
De-là suivra le dérangement
de l'œconomie animale, si l'on
ne travaille incessamment à
rétablir la digestion. Comme
elle est le soûtien de la santé,
lorsqu'elle n'est pas viciée,
elle est aussi nécessairement la
source de la maladie lorsqu'elle
est dérangée. Mais parce que
T

cette fonction se dérange lentement, il arrive que le dérangement n'en paroît pas dangereux, & qu'on ne pense à y remédier que fort tard; cependant quand il est invétéré, on n'y remédie que difficilement, & qu'après qu'il a causé grand nombre de maladies chroniques.

II.

LES fonctions qui servent à la nutrition doivent avoir la premiere place dans le corps humain, parce que c'est la nourriture qui le conserve, & que la vie dureroit peu sans le secours des alimens qui servent à réparer les parties qui ſe diſſipent par les exercices, par les veilles, & ſur tout par la tranſpiration inſenſible.

On compte trois actions qui ſervent à la nutrition ; ſçavoir, la chylification , la ſanguifi-cation & l'aſſimilation. La chylification eſt regardée com-me la premiere & la plus con-ſidérable : Rien ſur quoi l'on ait plus diſputé en Médecine que ſur ſes cauſes ; les uns l'attribuent à la chaleur & à une faculté coctrice, les autres à la fermentation , quelques-uns à la trituration, ceux-ci à l'extraction, ceux-là à l'éli-xation ; il s'en eſt trouvé qui l'ont attribuée à la putréfac-tion. Les trois opinions qui ont eu le plus de vogue, sont celle des Galénistes, celle des Méchaniciens, & celle des Chymistes: Disons un mot de chacune.

L'opinion des Galénistes, qui établit la chaleur ou une faculté coctrice pour cause de la digestion, a été longtems en vogue, à cause de la grande autorité de Galien. Elle n'a perdu son crédit que depuis que les modernes ont jugé à propos de secouer le joug des anciens. C'est avec raison que ceux-là croyent que la chaleur est insuffisante pour produire la digestion, & que sans flater le terme, ils parlent de la faculté coctrice comme d'une chimére. En effet, comment pourroit-il se faire que les poissons, qui de tous les animaux digérent le mieux, eussent une si heureuse chylification ? Eux qui ayant le sang froid, ont nécessairement l'estomach de même, puisque toute chaleur dans les différentes parties ne peut venir que de la chaleur du sang. Comment les mélancoliques, qui pour l'ordinaire sont voraces & de fort bon appétit, pourroient-ils faire digestion, étant selon les Galénistes eux-mêmes, d'un tempérament froid ? Enfin, ceux qui ont le tempérament vif, & les Habitans des Pays chauds, feroient plus aisément & même plutôt la coction des alimens, si la cause venoit de la chaleur ; cependant tout le contraire arrive : d'où l'on conclut que la chaleur ne suffit point pour la digestion. Quant à la faculté coctrice qu'on appelle au secours, depuis que la connoissance du méchanisme & de la structure des parties a donné lieu à d'autres explications, on a donné le congé à tout ce qui s'appelle qualité & faculté : Je ne pense pas même qu'on les rappelle & qu'on les rétablisse sitôt. Y a-t'il moins à rire de ces amateurs de facultés imaginaires, que d'un homme qui dans une horloge

voudroit admettre une faculté
indicative des heures qui feroit différente des poids, des
rouës, de l'aiguille, & des
autres parties de l'horloge ?
car enfin toutes les fonctions
du corps s'expliquant mécha-
niquement comme on fait
dans les automates, à l'aide
des parties fluides & folides,
à quoi bon avoir recours à ces
êtres de raifon ?

L'opinion des Partifans de
la trituration eft exempte de
ces fauffes idées ; elle ne fuppofe rien qui ne fe trouve réel-
lement dans la machine du
corps humain. Je ne balan-
cerois pas même un moment
à la préférer aux autres, fi je

voyois quelque jour à répondre solidement aux difficultés
qu'on lui oppose. Ils prétendent que la digestion se fait
par le moyen de la trituration,
c'est-à-dire par la division,
attrition & comminution des
alimens ; ce qui se fait en
premier lieu dans la bouche
par le moyen des dents , & en
second lieu par le moyen du
mouvement des membranes de
l'estomach , qu'ils établissent
comme un viscére mouvant
pour broyer & diviser les alimens. Ils appuyent ce systéme
de plusieurs raisons , qui pa-
roissent d'abord assez plausi-
bles.

1°. Il est fort vraisemblable

que la nature uniforme dans
ſes opérations, agit par un
méchaniſme auſſi ſimple que
la trituration ; il eſt donc
croyable que c'eſt la voie que
la nature employe.

2°. Par la trituration on
explique facilement toutes les
fonctions du corps humain.

3°. Les organes de la trituration, & tout ce qui contribue à la procurer, ſont ſi ſen-
ſibles, qu'on ne peut révoquer
en doute leur exiſtence ; car
trois choſes concourent à la
trituration, une liqueur pour
délayer, un vaſe pour renfermer, & un agent pour broyer.
Or tout cela ſe trouve ſans
difficulté dans le corps hu-

main. La trituration commence dans la bouche, & y trouve par le moyen de la salive une liqueur délayante ; elle continue & augmente dans l'estomach, où les alimens par le moyen des fibres de ce viscére, qui les agitent continuellement, & qui forment le vase qui les renferme, sont mêlés, divisés & changés en une espece de bouillie : Enfin, elle s'acheve dans les intestins ; le diaphragme, les muscles de l'abdomen, compriment les alimens de toute part, & servent comme d'agent pour broyer.

4°. La structure de l'estomach favorise infiniment l'o-

pinion de la trituration ; c'eſt
une eſpece de ſac membra-
neux , compoſé d'un grand
nombre de fibres différentes ,
qui ont autant de nerfs que les
muſcles les plus forts. Or ces
fibres muſculaires ont les mêmes fonctions que les muſcles,
& par conſéquent peuvent
fort bien diviſer & broyer les
alimens. Sur quoi les mêmes
Auteurs apportent encore une
preuve tirée des métaux , qui
ſe poliſſent lorſqu'ils tombent
quelquefois dans le ventricule. Cette maniere d'expliquer la digeſtion paroît plau-
ſible & ingénieuſe, comme je
l'ai dit , & l'on ne peut refuſer cet aveu à ſes Auteurs.

Mais quoiqu'il foit d'ailleurs conftant que le mouvement de l'eftomach contribue à la digeftion, il n'eft pas toutefois poffible d'admettre la trituration comme la feule caufe de cette fonction; tant les difficultés qui combattent ce fentiment font preffantes.

1°. C'eft un axiome reçu, qu'il doit y avoir quelque proportion de la caufe à l'effet, du principe qui agit au fujet fur lequel il agit. Or quelle proportion trouve-t'on entre les foibles membranes de l'eftomach, & des alimens folides, tels que font des os, des cartilages, des légumes? Quelle proportion entre le mouvement insensible de l'estomach, & une dissolution si parfaite des alimens, que les organes les plus propres à broyer & à diviser , auroient peine à la produire sitôt & si parfaite- ment ?

2°. La seule trituration ne produira jamais dans les ali- mens le changement nécessaire pour les convertir en sucs nourriciers.

3°. La structure de l'esto- mach de l'homme démontre qu'il est très-peu propre à la trituration ; car ce viscére est en nous très - différent de ce qu'il est dans les animaux qui ruminent.

4°. Le diaphragme & les

muscles de l'abdomen ne sont
point faits pour aider à la trituration ; leurs usages sont de
dilater la poitrine & d'aider
à la respiration.

5°. On a peine dans cette
hypothése d'expliquer la faim,
soit naturelle, soit contre nature, & sur tout celle qui succéde aux pâles couleurs, qui
vient beaucoup plus proba-
blement du défaut & de la
diversité des levains.

6°. On ne peut expliquer
par la trituration comment se
fait la digestion dans les hydropiques & les femmes grosses : Il est vrai que les Partisans du méchanisme prétendent que les fibres ont d'autant

plus de force élastique qu'elles ont plus de tension, comme il arrive dans les hydropiques & les femmes grosses ; mais prennent-ils garde qu'il suivroit de-là que les fibres des hydropiques & des femmes grosses agissant avec plus de force, la trituration & la digestion se feroient plus aisément chez eux, ce qui est entierement opposé à l'expérience.

7°. Il n'est pas facile d'expliquer dans le systéme de la trituration, pourquoi en hiver on a plus d'appétit, & pourquoi la digestion se fait plus aisément. Ses défenseurs ont beau dire que cela vient de ce

que les muscles ont alors plus
de force, & que le ventricule
& l'abdomen pressent avec
plus de vigueur. Peut-on bien
les croire, tandis que l'on sçait
que le froid engourdit les fibres, les rend moins propres
au mouvement, & laisse moins
de force aux muscles ? S'ils
répliquent qu'en hiver le poids
des liqueurs qui circulent dans
les vaisseaux des muscles est
plus considérable qu'en été,
& leur donne plus de force ;
je répliquerai à mon tour, que
quoique dans l'hydropisie du
bas ventre, le poids des liquides sur les muscles de l'abdomen soit plus considérable,
la digestion cependant ne s'en
fait pas mieux.　　　　　8°.

8°. Enfin, l'on ne voit pas bien comment la nutrition pourroit se faire, si elle venoit de la trituration ; car la fin de la trituration étant l'alkooli-sation des liquides, si cette alkoolisation se faisoit, les liquides deviendroient peu propres à la nutrition, & ne pourroient se joindre ni s'at-tacher dans les parties qui auroient besoin d'être réparées.

I I I.

L'a fermentation * qui pro-duit le changement des ali-mens en chyle, n'est point un mouvement véhément sem-

* *Nota.* L'Auteur de ces Questions étoit en-core alors dans le système de la fermentation ; mais il l'a quitté dans ses autres Ouvrages qui ont paru depuis.

V

blable à celui qui arrive dans
plusieurs opérations chymi-
ques par le mélange des sels
hétérogénes ; mais c'est un
mouvement doux, c'est une
légére agitation excitée par le
suc gastrique, dont les alimens s'imprégnent de façon
qu'ils font par là insensiblement diffouts & changés en
une matiere blanche, à laquelle
on a donné le nom de chyle.
Le mouvement péristaltique
& la douce chaleur de l'estomach & des parties voisines,
aident aussi à ce changement.
La principale cause de la digestion consiste donc dans la
fermentation, qui est produite
par le suc salival & le suc

gaſtrique. Le lieu où elle ſe fait, c'eſt l'eſtomach ; ſa matiere n'eſt autre choſe que les alimens ; ſa fin prochaine c'eſt la préparation de ces mêmes alimens ; ſa fin éloignée c'eſt la nutrition du corps & **la** conſervation de l'homme.

La digeſtion commence dans la bouche, elle ſe fait principalement dans l'eſtomach, & s'acheve enfin dans les inteſtins. Les alimens commencent à ſe diſſoudre dans la bouche par le mélange de la ſalive, après que les dents les ont diviſés ou briſés ; enſuite par le moyen des muſcles de la langue & du pharinx, ils ſont précipités dans l'eſtomach où ils reçoivent une imprégnation de son suc, & mêlés par son mouvement ils commencent à fermenter ; cette fermentation les divise en petites parties jusqu'à leur dissolution & à leur changement en chyle : Le chyle ainsi formé, passe par le pilore ou orifice droit de l'estomach, & il est porté par un mouvement vermiculaire dans les intestins grêles. Là il est délayé par le suc bilieux & pancréatique, & il y reçoit une nouvelle fluidité & son dernier changement. De-là sa plus pure partie entre dans les veines lactées, sa partie la plus grossiere tombe dans les gros intestins pour être évacuée.

Ici les Médecins disputent fort entre eux pour déterminer si le suc gastrique est de nature acide ou alkaline. M. Astruc se déclare pour l'alkali, un petit nombre soûtient qu'il est un peu salé ; la plûpart des autres Auteurs ont pris parti pour un acide volatil. Chacun apporte pour soi beaucoup de raisons avec des expériences. Il est certain que de quelque nature qu'on suppose le suc gastrique, il est propre à exciter la fermentation, lorsqu'il se mêle aux alimens dans lesquels il y a & des acides & des alkalis. Au reste on prouve que la digestion se fait par la fermentation, parce que toutes les conditions requiſes pour un ferment ſe trouvent dans lè ſuc ſalival, le ſuc gaſtrique & le ſuc bilieux. Ces conditions ſont, que les parties d'un ferment doivent être ſalines, hétérogénes & liquides: Or toutes ces conditions, comme il eſt démontré par l'analyſe chymique, ſe trouvent dans les trois ſucs que nous avons nommés ; donc ces trois ſucs ſont de vrais fermens, donc ils cauſent une véritable fermentation.

Mais, dira-t'on, les défenſeurs du ſyſtéme de la trituration conviennent-ils de tout cela ? Non ſans doute ; & voici les raiſons qu'ils y oppoſent.

1°. Peut-on suppofer, di-
fent-ils, qu'il fe faffe dans
l'eftomach une fermentation,
le chyle étant tout différent
de toute liqueur fermentée,
puifque dans la diftillation il
ne rend aucun efprit ardent
comme font tous les autres
corps fermentés, s'il faut en
croire aux Méchaniciens?

Mais objection bien peu
concluante! Car tout corps
fermenté ne rend pas dans la
diftillation un efprit ardent,
& ma réponfe eft foûtenuë de
l'expérience.

2°. Si la digeftion, pour-
fuivent-ils, fe fait par la fermentation, elle doit fe faire
avec plus de facilité lorfque

les alimens font plus propres à fermenter. Or rien de plus contraire à la digestion que ces sortes d'alimens, tels que font les cerises, les fraises, les melons, &c.

A cela je répons, que ces fruits ayant des principes moins unis, commencent de fermenter trop tôt, & s'aigrissent avant que d'être corrigés par les fermens digestifs; ce qui cause les crudités & les diarrhées à ceux qui ont l'estomach foible.

3°. S'il y avoit, dit-on, des fermens dans l'estomach, ils agiroient contre l'estomach même & ils le ruineroient, lorsqu'il est rempli d'alimens. Mais

Mais ne peut-on pas répondre que les fermens n'agiſſent que ſur les corps qui ont quelque proportion avec leur vertu active, tels que ſont les alimens.

D'ailleurs il ſeroit aiſé de tourner cet argument avec plus de juſtice contre la trituration.

4°. Enfin, comment admettre, ſe récrient-ils, une véritable fermentation dans le corps humain ? A-t'il pour cela aſſez de capacité & d'eſpace ? Eh bien, qu'ils examinent la caiſſe de l'eſtomach, ils la trouveront capable de cela. Mais, répliquent-ils, un eſtomach entiérement plein ne pourroit pas faire de chyle.

X

On convient qu'il digére plus
difficilement quand il eſt beaucoup rempli, que lorſqu'il
l'eſt peu; mais toujours eſt-il
vrai qu'il digére & qu'il s'y
fait quelque fermentation. Au
reſte il n'eſt guéres poſſible
d'aſſigner préciſément le tems
& la durée de la digeſtion;
cette durée eſt différente ſelon
les âges, les pays, les ſaiſons,
les tempéramens; ſelon la
qualité & la quantité des alimens, & ſelon qu'ils auront
été plus ou moins préparés par
la maſtication; mais nullement, comme quelques-uns
le prétendent, ſelon la faim
qui ſurvient enſuite, puiſque
les enfans & les gloutons ſont

prêts à manger d'abord après le repas. En général & pour l'ordinaire, la digestion s'achève en six ou sept heures; elle se fait plutôt quand on veille que lorsqu'on dort.

IV.

CETTE fonction, selon les Médecins, peut être dérangée de trois manieres; ou lorsqu'elle cesse & qu'elle est entierement détruite; ou lorsqu'elle souffre seulement du retardement, & qu'elle se fait plus lentement & plus imparfaitement; ou enfin lorsqu'elle se fait mal, & qu'elle donne aux alimens une qualité contraire à la nature. Ces trois différentes manieres sont renfermées dans le seul terme de *crudité*.

Il y a deux sortes de crudités, l'une que l'on nomme acide, & l'autre bilieuse. Les anciens attribuoient la premiere à des causes trop froides, & la seconde à des causes trop chaudes. La crudité aigre est celle où les alimens imprégnés d'un levain trop acide, ou par quelqu'autre cause qui dérange la digestion, exhalent une odeur aigre. Sylvius attribue cet effet au suc pancréatique, qui étant ou trop abondant, ou acide à l'excès, est porté dans le ventricule.

La crudité bilieuse est celle

où les alimens par une mauvaife fermentation , caufée par les levains chargés d'un fel ou d'un foufre lixivieux, exhalent une odeur femblable à celle des œufs ou du poiffon pourri ; cette crudité vient d'une bile qui dégénére de fa nature.

La caufe des crudités n'eft point, comme l'ont cru les anciens , un tempérament froid ; c'eft la mauvaife fermentation des alimens. Cette mauvaife fermentation peut venir d'une de ces quatre fources : Premierement, de la nature du ferment ; fecondement, de la quantité ou de la mauvaife qualité des alimens ;

troifiémement , des humeurs qui croupiffent dans l'eftomach ou qui s'y dégorgent de la maffe du fang ; quatriémement , de quelque défaut dans l'organe de la digeftion , tel que feroit la foibleffe du ventricule , quelque rélaxation , quelque excoriation, ou quelque obftruction dans ce même organe. Le fuc gaftrique , qui eft le principal agent dans la fermentation , doit être de telle nature, qu'il ne précipite point trop la fermentation , mais qu'elle fe faffe dans un tems proportionné à fon activité & à la diffolution des alimens : Un ferment trop actif , & pour parler avec les Chy

miftes, trop exalté, précipite
la fermentation ; au contraire,
un ferment foible & lent la
retarde.

Les tempéramens chauds &
bilieux font fujets au premier
de ces inconvéniens ; les tempéramens froids & pituiteux
font fujets au fecond. Pour en
concevoir la raifon, il faut
obferver que la fource des fécrétions eft dans la maffe du
fang, & que par conféquent
le ferment du ventricule n'é-
tant qu'une humeur féparée de
cette maffe dans les glandes
des membranes de cette partie , il doit participer néceffairement aux qualités du
fang : tel fang, telles humeurs;

ainfi lorfqu'il fera mêlé de bile volatile & âcre , il communiquera le même défaut aux liqueurs qui s'en fépareront. Il arrive donc que la digeftion fe dérange felon la variété des tempéramens. Elle fe dérange dans les tempéramens bilieux par une bile qui inonde quelquefois le ventricule ; de - là les crudités bilieufes , les naufées , & quelquefois les vomiffemens. Dans les tempéramens froids & pituiteux , l'eftomach eft trop abondant en pituite , qui embarraffe les pointes des parties falines du ferment , & par conféquent le rend plus lent , & retarde la digeftion : fouvent même il n'en réfulte qu'un chyle crud & vifqueux. De-là les crudités acides, les crachemens, les gonflemens d'eftomach, les diarrhées & les obftructions, qui enfantent tant de maladies chroniques. Voilà, felon mon jugement, les principales caufes de la mauvaife digeftion. Quant aux caufes éloignées, elles fe tirent de la quantité, de la qualité & de la variété des alimens.

On comprend aifément que la trop grande quantité d'alimens accable le levain de l'eftomach, & diminue la force qu'il devroit avoir pour les diffoudre. Ainfi il n'eft pas furprenant que ces alimens pris.

sans modération, causent une
crudité acide qui altére le
chyle. On n'ignore point aussi
combien la qualité & la variété des alimens a coûtume
de préjudicier à la digestion.
Les alimens trop épais arrêtent l'activité du suc gastrique;
les alimens chauds & aromatiques, sur tout l'usage immodéré des vins violens & des
liqueurs chaudes, dissipent
les levains de l'estomach, ri-
dent ses membranes, & mettant les humeurs en mouvement, donnent occasion à la
bile de s'exalter, troublent
par conséquent la digestion,
& ôtent l'appétit.

Les alimens difficiles à cuire,

les chairs durcies par le sel ou par la fumée, les légumes, le pain mal cuit ou mal levé, dérangent la digestion par leur long séjour dans le ventricule ; les fruits d'été, qui à cause du peu d'union de leurs parties se dissolvent trop tôt, la précipitent : Le défaut de mastication nuit encore beaucoup à la digestion ; aussi les Arabes mettent en proverbe, que *qui ne mâche point assez est ennemi de soi-même*. Il seroit trop long de rapporter tous les maux qui doivent leur origine à la trop grande variété des alimens : N'est-elle pas la cause qu'on mange trop, qu'on digére moins, qu'on transpire moins,

que le corps même se nourrit
moins ? Aussi un Poëte a-t'il
dit fort à propos de ces grands
repas si variés : *Que peut-on
attendre du mélange de tant de
mets différens, tantôt mis en
ragoût, tantô. rotis ; de tant
de coquillages, de tant de vo-
lailles ? Ce qui est doux se tour-
nera en bile ; ce qui ne l'est pas
produira une pituite fatale à
l'estomach.* En effet, quand
vous mêlez ainsi les choses
douces avec les acides, les
viandes grasses avec les mai-
gres, le poisson avec la chair,
le laitage avec les fruits, ne
seroit-il pas surprenant que
tant de matieres hétérogénes
ne blessassent point la diges-

tion ? Le ventricule ne manque guéres d'en être ou bouleverfé ou affoibli.

D'ailleurs, l'excès de la boiffon délaye un peu trop le ferment, lui ôte fa force & fon action, & le rend moins propre à diffoudre les alimens. Il fait plus, il dérange les fibres de l'eftomach, les rend lâches & flafques ; d'où il fuit que le mouvement périftaltique ne peut plus aider à la fortie & à la diftribution du chyle. Boire à la glace, pour qui n'y eft point accoûtumé, c'eft s'expofer au même inconvénient. Les remédes trop violens, fur tout fi on en ufe fouvent, relâchent l'eftomach &

nuifent aux principes de la digeftion. Les veilles fréquentes,
les exercices immodérés caufant une diffipation confidérable d'efprits animaux, font
préjudiciables à la digeftion,
& excitent une péfanteur &
une efpece de bouillonnement
dans le ventricule. Un fommeil trop long ou pris d'abord
après le repas, amaffe les humeurs & retarde la digeftion.
Mais parmi les chofes que les
Médecins appellent non naturelles, rien n'eft plus capable
d'abbattre l'appétit & de re-
tarder la digeftion, qu'une
violente paffion de l'ame; de-
là les crudités, fruits amers
d'une caufe encore plus amère.

Les signes d'une digestion affoiblie se tirent des rots, de la douleur de l'estomach, de son gonflement après le repas, de la tension dans les hypo-condres, d'une respiration difficile, des phlegmes qui remplissent la bouche le matin. Dans la crudité acide, les rots sont aigres, & ce qui se rejette par la bouche est visqueux & d'un goût fort aigre : Dans la crudité bilieuse les rots sentent la pourriture, les vomissemens sont fréquens, les choses que l'on vomit sont d'une couleur jaunâtre. Le dérangement de la digestion traîne à sa suite grand nombre de maladies, sur tout chroniques, telles que sont les fiévres intermittentes, l'affection hypocondriaque, la colique, le cours de ventre, le vomissement, la cachexie, & même l'hydropisie.

V.

On propose un grand nombre de remédes pour rétablir la digestion. Lorsque des humeurs trop abondantes la troublent, les vomitifs, si quelque raison particuliere ne les interdit, sont alors merveilleux. Des purgatifs ne sçauroient avoir un si heureux succès, à moins que les humeurs n'ayent été auparavant délayées & préparées à l'évacuation; car selon la remarque d'Hypocrate

d'Hypocrate, on doit avant
la purgation leur donner de la
fluidité ; autrement les purgatifs ne feront que couler
par-deſſus des ſucs viſqueux
& trop lents, & ils leur laiſ-
ſeront toute leur viſcoſité.
Pour ce qui concerne les ſto-
machiques, quoiqu'on faſſe
mention de pluſieurs que l'on
vante beaucoup, il ne faut
pourtant pas s'en ſervir ſans
diſcernement ; car les uns conviennent dans les crudités acides, les autres dans les crudités bilieuſes. Dans les premieres on ſe ſert avec ſuccès
de l'abſynthe, de la racine
d'enula-campana, & de celle
qu'on appelle pied de veau.

bien préparée, de la menthe, de la graine d'anis, de l'écorce de citron, de l'extrait de genévre, ou du vin imprégné de ces plantes, qui résistant à l'acide & l'absorbant, semble fait pour remédier à cette sorte de crudités.

Dans les crudités bilieuses, on peut employer les remédes qui ont coûtume de calmer la bile ; par exemple, la crême de tartre, le jus de citron, la conserve de rose vitriolée, Mais loin de vous tant de remédes ; la voye la plus courte pour remédier à ces deux especes de crudités, est, comme l'expérience le montre, d'avoir recours aux Eaux de Bour-

bonne. Buvez-les donc, pourvu
néanmoins que vous ne soyez
pas d'une conſtitution trop
séche, que votre eſtomach &
vos autres viſcéres ne ſoient
pas déja deſſéchés & ridés par
des humeurs trop âcres ; pourvu que vous ne ſoyez pas affecté de phtyſie, ni attaqué
d'aucune fiévre ; car dans tous
ces cas les Eaux de Bourbonne
ne pourroient vous ſervir de
rien. Je dis qu'à ne conſidérer
que la nature de ces Eaux,
indépendamment de l'expé-
rience, il eſt facile de concevoir comment elles peuvent
remédier à pluſieurs défauts
dans la coction & rétablir la
digeſtion ; car ſi l'on eſt obligé

de convenir que les sucs ténaces & trop cruds contribuent principalement à la mauvaise coction , & que les remédes les plus efficaces contre
les crudités sont les délayans ,
comment pourroit-on nier que
ces Eaux soient admirables en
pareil cas, puisqu'il n'y a point
de délayant qui amollisse &
qui évacue avec plus de facilité ?

Le mot de *délayant* peut
s'entendre de plus d'une maniere , & il y en a de plus
d'une espece. On ne donne pas
seulement ce nom à ce qui se
boit ; outre l'eau, le petit lait,
les décoctions de certaines
herbes qu'on appelle apozê-

mes , on compte encore parmi
les délayans la crême de plufieurs graines , les crêmes d'or-
ge , les ptifanes , plufieurs
compofitions farineufes. Or
les Eaux de Bourbonne par
leur chaleur , par leurs parties
falines & fulfureufes , l'emportent fur tous les délayans
dans toute efpece de crudités.
On ne doit point en être furpris ; car non feulement elles
humectent , elles relâchent ;
mais encore elles divifent ,
elles diffolvent , elles détergent , & par là elles procurent
l'évacuation des humeurs trop
groffieres , parce que les fucs ,
quelques ténaces qu'on les fup-
pôfe , dès qu'ils font fuffifam-

ment délayés, s'évacuent, pour ainsi dire, d'eux-mêmes. Mais ne croyez pas que les Eaux de Bourbonne n'ayent d'autre effet que celui d'évacuer les humeurs croupissantes dans le ventricule ; les fibres de ce viscére en éprouvent aussi la vertu : si elles sont trop tenduës, ces Eaux les rendent flexibles ; si elles sont trop relâchées, elles les raffermissent ; si elles sont embarrassées de sucs trop grossiers, elles les débarrassent, & leur rendent la vertu élastique. Elles excitent encore les esprits animaux, qui sont quelquefois comme engourdis dans les fibres nerveuses ; elles ouvrent

les vaisseaux excrétoires qui
fourniffent le fuc gaftrique ;
elles font à-peu-près la même
chofe dans les inteftins , en
donnant de l'activité aux fucs
bilieux & pancréatiques, lorfqu'ils font trop foibles. De-là
le chyle eft plus facilement
féparé , plus abondamment
diftribué : En un mot , la digeftion eft plus parfaite ; &
pour me fervir ici du langage
des Chymiftes , les Eaux de
Bourbonne calment les fermentations viciées caufées par
les mauvaifes humeurs ; elles
arrêtent les effervefcences tumultueufes ; elles évacuent la
bile qui refluë dans le ventricule , & empêchent les coa-

gulations. Ainsi le suc gastrique dégagé a plus de force pour la dissolution des alimens; ainsi la fermentation se fait beaucoup mieux ; le principal organe de la digestion fortifié & purgé des mauvaises humeurs, fait sans difficulté sa fonction; le mouvement péristaltique est rétabli ; tous les obstacles étant ôtés, le chyle se distribue facilement dans la masse du sang ; & sans m'étendre davantage, de quelque façon que l'on prétende expliquer la digestion, les Eaux de Bourbonne peuvent la rétablir quand elle est viciée.

Ici l'on demandera peut-être, si l'usage interne des Eaux de Bourbonne

Bourbonne, qui se fait par la boisson, a tant de vertu pour la digestion : L'usage externe, c'est-à-dire la douche sur la partie malade & sur la région de l'estomach, ne seroit-il pas aussi d'un grand secours à cela ? Je répons que non ; j'appuye ma réponse sur l'expérience, qui fait voir que la douche sur les viscéres leur est très-nuisible. Horace dans sa quinziéme Epître, semble blâmer la témérité de ceux qui osent, dit-il, mettre la tête ou l'estomach sous les fontaines chaudes ; il parle des Bains de Clusium. La raison qui fait interdire la douche sur l'estomach, c'est qu'elle agit avec

trop de précipitation, & met
les humeurs dans un trop grand
mouvement. Que si l'on cherche des remédes externes pour
aider à la coction des alimens,
on peut en tirer de la distillation de plusieurs aromatiques,
tels que sont l'huile de menthe, de cloux de gérofle, de
canelle, de macis, de genévre, dont on frote la région
de l'estomach. Tout cela peut
servir à fortifier le ventricule;
mais je conclus en faveur d'un
reméde plus sûr & plus sou-
verain ; ce sont les Eaux de
Bourbonne.

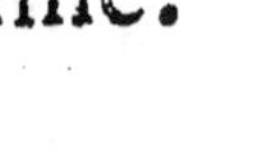

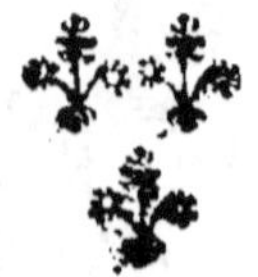

CHAPITRE V.

Les Eaux de Bourbonne font un reméde convenable pour les douleurs de rhumatifme & de fciatique.

I.

IL n'eſt perſonne qui ne re-connoiſſe trois principes du mouvement ; le premier pneumatique, le ſecond fluide, & le troiſiéme ſolide, par leſquels toutes les machines vulgaires ſe meuvent ; de ſorte cependant qu'un ſeul ou deux de ces principes peuvent ſuffire à leur mouvement, comme nous le voyons dans les orgues, dans les moulins, & dans un

grand nombre d'autres ma-
chines. Les fonctions du corps
humain, qui eſt une eſpece
de machine hydraulico-pneu-
matique, infiniment plus parfaite que toutes les autres,
ſont entretenuës par ces trois
principes, dont il ne peut ſe
paſſer ; ſçavoir, par le moyen
des eſprits, par celui des fluides, & par celui de la force
élaſtique des ſolides. Lorſque
ces principes concourent en-
ſemble, ils font jouer les reſ-
ſorts de la machine, & de
leur accord & de leur équilibre réſulte le principe continuel de toutes les fonctions
de l'œconomie animale. Les
eſprits à la vérité ſont auſſi im-

perceptibles aux sens, que l'air agité qui fait tourner les aîles d'un moulin à vent ; mais leur existence n'est pas plus douteuse que celle des vents, puisqu'ils remuent dans nos corps une infinité d'organes avec plus de facilité & de vîtesse que le vent le plus fort & le plus favorable ne conduit un vaisseau. Est-il quelqu'un qui voulût sérieusement paroître douter de l'existence du vent, parce qu'il ne peut l'appercevoir des yeux ?

C'est aussi une chose très-claire, que les parties fluides & solides ont chacune leurs fonctions ; & c'est de l'accord parfait de toutes ces parties

que résulte une parfaite santé.
Dès qu'elles cesseront de se
donner un secours mutuel, la
machine humaine sera menacée d'une prompte dissolution.
Telle est sa nature, qu'il faut
que les trois principes dont
nous parlons contribuent selon
leur activité à la santé du corps.
Premierement, les esprits, qui
sont les instrumens de toute
sensation & de tout mouvement, doivent s'introduire &
couler librement dans leurs
petits canaux. Si dans leur
cours il arrive qu'ils soient
dérangés par quelque corps
qui leur fait obstacle, alors ils
sont repoussés avec plus de vîtesse & de trouble du côté du

cerveau, & ils ébranlent les fibres nerveuses avec violence, quelquefois jusqu'à causer des convulsions : C'est de la sorte que s'excitent les sensations douloureuses & les mouvemens tumultueux. Quant aux fluides, ils ne doivent être ni en trop grande ni en trop petite quantité dans les vaisseaux : S'ils y sont trop abondans, les solides font des efforts continuels pour en diminuer le volume. De-là les secousses & les vibrations qu'ils éprouvent pour vaincre leur résistance ; de-là le tremblement & le frisson qui dévance les fiévres & quelques autres maladies. Si au contraire les fluides sont en trop petite quantité, alors ne pouvant plus soûtenir l'impétuosité des solides, ils sont portés çà & là avec agitation, & l'équilibre, qui fait l'union des principes de la masse du sang, n'étant plus gardé, les sels, les soufres, & les autres principes se dégagent & viennent à prédominer. De-là naît la dissolution ou la coagulation des humeurs ; en un mot, une altération considérable dans la santé, qui ne peut être rétablie que par le rétablissement de l'équilibre.

Une espece d'ancienne rêverie attribuoit autrefois le dérangement de l'équilibre au combat des élémens, des humeurs ou des acides avec les alkalis : Sans remonter à des causes si éloignées, il est plus à propos de s'appliquer à connoître ce qui regarde l'insensible transpiration ; quand on la connoîtra bien, la cause des maladies qui paroissoit auparavant si obscure & si embarrassée, commencera à se débrouiller. On peut dire que qui ne connoît pas la nature de cette transpiration, ignore aussi celle de l'œconomie animale. Sanctorius, Boyle, & quelques autres Sçavans très-versés dans la Statique, ont démontré parfaitement jusqu'où s'étend la transpiration insensible, & combien elle

peut contribuer à la conservation ou à l'altération de la
santé, suivant qu'elle est libre
ou empêchée. L'ouvrage de
Sanctorius sur la Médecine
Statique, met dans un grand
jour cette vérité, que la transpiration insensible seule est
plus abondante que toutes les
autres évacuations à la fois.
Aphor. 4. 5. 1. il ajoûte, que
si la quantité du boire & du
manger dans un jour est du
poids de huit livres, la transpiration insensible a coûtume
de monter jusqu'à cinq livres.
Aphor. 6. 5. 1. Mais il faut
cependant à cela quelque explication, comme Sanctorius
lui-même en convient dans

l'aphorifme fuivant : *La quantité*, dit-il, *de la tranfpiration
infenfible fouffre quelque varia-
tion, felon la nature du pays,
de la faifon, de l'âge, des
maladies, des alimens, & des
autres chofes non naturelles.* La
fuppofition fuivante prouve
fenfiblement l'abondance de
la tranfpiration. Suppofé qu'un
homme prenne par jour huit
livres d'alimens tant folides
que liquides, & qu'il ait foin
de faire péfer tout ce qu'il
évacue tant par les felles que
par les urines, comme plufieurs curieux l'ont pratiqué,
il remarquera qu'il n'en rendra par ces voies qu'environ
la moitié de ce qu'il a pris :

Que deviendra donc le reste ?
sera-t'il employé pour la nutrition ? cela ne se peut , car
dans un mois il grossiroit pro-
digieusement. Il faut donc
conclure que le reste s'en ira
par la transpiration ; car je ne
crois pas que la vingtiéme
partie de ce qu'on mange
puisse se changer en suc nourricier. Néanmoins il ne faut
pas s'imaginer que l'on transpire autant en France qu'en Italie , où le climat est beaucoup
plus chaud. Je crois cependant
qu'en France , si la transpiration insensible n'excéde pas les
autres évacuations sensibles ,
au moins elle les égale ; je me
fonde sur le sentiment de Lis-

ter, qui prétend qu'elle les égale en Angleterre : Or perſonne n'ignore que la France étant plus méridionale que l'Angleterre, la chaleur, & par conſéquent la tranſpiration doit y être plus grande. Keill a obſervé qu'en Angleterre la tranſpiration eſt ordinairement moindre de près d'un tiers qu'elle ne l'eſt en Italie.

Cette grande tranſpiration qui ſe fait en Italie, doit être attribuée à la chaleur, qui atténue davantage les humeurs, qui les met dans un plus grand mouvement, & qui ouvre davantage l'orifice des glandes de la peau. Il faut juger de la quantité de la transpiration dans les différens Pays, à proportion du degré de chaleur. La transpiration pour conserver la santé, doit toujours se faire, pour ainsi parler, sans interruption. Elle ne souffriroit même aucun dérangement jusqu'à l'extrême vieillesse, si on conservoit le corps dans le même équilibre pendant toutes les saisons. *Aphor.* 54. 5. 2.

Le même Auteur prétend que la transpiration n'est jamais interrompuë que la santé n'en souffre. La nature, dit-il, ne commence pas plutôt à être dérangée dans la transpiration, qu'elle manque par plusieurs endroits. *Aphor.* 41. 5. 1. Cette tranfpiration cependant eft très-aifément empêchée & dérangée, il ne faut pour cela qu'une caufe très-légére. D'où l'on peut conclure que l'équilibre des humeurs fe dérange auffi facilement, & nous jette dès lors par fon dérangement dans la maladie. Tâchons, s'il fe peut, de développer encore davantage cette matiére.

I I.

L A tranfpiration & la fueur fe font au travers de la peau. La premiere fe fait fans dif-continuer, mais lentement, par maniere d'exhalaifon & de vapeurs. La feconde arrive plus rarement, & se fait avec plus de précipitation ; se condensant elle prend la forme de goute. Les pores, que l'on peut regarder comme les vaisseaux excrétoires des glandes de la peau, sont les organes de l'une & de l'autre. Selon Malpighi, les pores ont des fibres nerveuses, qui servent tantôt à les ouvrir à proportion de la matiére qui doit transpirer, & à proportion des mouvemens des humeurs ; tantôt à les fermer, selon la détermination des causes externes, comme du froid. C'est par ces petits siphons que les humeurs séreuses se déchargent : Si cette évacuation est

sensible

fenfible, on l'appelle fueur ; & fi elle ne peut tomber fous les fens, on l'appelle tranfpira- tion infenfible. Voilà toute la différence qu'on peut mettre entre l'une & l'autre.

La matiére de la tranfpira- tion n'eft autre chofe que les férofités portées avec la maffe du fang vers l'habitude du corps ; quand elles font con- duites vers la partie inférieure, elles compofent la matiére de l'urine ; d'où il arrive que lorfque la fécrétion de l'urine eft abondante, ainfi qu'elle l'eft en hiver, les fueurs font fort rares ; & par un effet con- traire, lorfque dans l'été on fuë abondamment, on urine auſſi beaucoup moins. Le ſang par ſon mouvement fournit une matiére continuelle aux ſécrétions différentes ; & pour la fournir, il doit être chaque jour réparé & ſoûtenu par le chyle, qui ſe forme des alimens.

Parmi ces ſécrétions il y en a dont l'uſage eſt noble, d'autres dont l'uſage eſt vil (pour ſe ſervir du langage de l'Ecole.) On met parmi les premieres la ſécrétion des eſprits, des ſucs ſalival, gaſtrique, pancréatique, bilieux, lacté. Les autres ſécrétions, comme ſuperfluës, s'évacuent dans leur tems & par les voies qui leur ſont propres.

Pour ce qui est de la transpiration, qui de toutes les évacuations est la plus abondante, elle doit être continuelle; ensorte que ce qui n'aura point été évacué dans une premiere circulation du sang, le soit dans la seconde; & que le sang demeure ainsi purgé de toutes les particules hétérogénes & superfluës.

C'est ainsi que l'œconomie animale demande sans cesse de nouvelles sécrétions, qu'elle consiste toute dans ces sécrétions, soit par les voies connuës, soit par les voies occultes. La transpiration domine même dans toute l'étenduë de la nature; dans les animaux,

où elle est plus abondante &
plus sensible, elle a gardé le
nom de transpiration ; dans
les végétaux & les mineraux
on l'appelle écoulement : Il
n'y a pas jusqu'aux corps les
plus solides d'où il ne se fasse
un écoulement continuel de
particules imperceptibles aux
sens.

Il y a des choses qui soû-
tiennent & qui facilitent la
transpiration : Telles sont la
jeunesse, un air pur, serein &
sec, le printems & l'été, un
exercice modéré, les viandes
solides, des sucs moëlleux &
légers, la boisson d'une eau
pure, & la joye ; car selon
l'aphor. 6. 5. 2. rien n'aide

davantage la tranfpiration que la tranquillité de l'efprit : Enfin, un fommeil modéré, le corps étant bien couvert, la favorife auffi beaucoup. Les chofes qui font oppofées à la tranfpiration, font encore en plus grand nombre ; il y en a d'internes & d'externes. Sanctorius en remarque trois internes, qu'il appelle l'occupation de la nature, la diverfion & la diminution des forces. Les caufes externes oppofées à la tranfpiration font ordinairement l'air froid, & fur tout de la nuit, l'air marécageux & humide, l'automne & l'hiver, un exercice violent, un vent trop fort, des alimens trop grossiers & difficiles à digerer. Dès que la digestion se fait difficilement, dit Sanctorius, la transpiration est retardée, & la variété des viandes a ordinairement trois suites fâcheuses : On mange trop, on digére moins, on transpire moins. On est encore peu disposé à transpirer après une fatigue considérable de corps ou d'esprit, & il n'est pas à propos de manger d'abord après. La cessation de tous exercices est aussi à craindre, & plus que tout cela une tristesse trop grande. Voilà au jugement de Sanctorius, les choses les plus contraires à la transpiration : Il insiste parti-

culiérement sur le serein &
l'air de la nuit ; il est même
certain qu'un vent de midi ,
s'il devient un peu froid ,
nuira plus à la transpiration
dans un homme endormi ,
qu'un froid considérable dans
un homme éveillé : cela arrive beaucoup plus aisément en
Italie ; comme les jours y sont
plus chauds, les nuits y sont
aussi plus fraiches ; & si l'on
néglige ou de fermer les fenê-
tres , ou de se couvrir , il en
arrive de fâcheux inconvéniens par l'interruption sou-
daine de la transpiration, qui est
toujours plus forte pendant le
sommeil que dans les autres
tems. En France, à la vérité ,

l'air de la nuit n'eſt pas tout-à-fait ſi dangereux, parce que les degrés de la chaleur du jour & de celle de la nuit ne ſont pas ſi différens. Cependant il ne laiſſe pas d'être à craindre & de cauſer des maladies ; tant il eſt important d'entretenir autant que l'on peut une égale tranſpiration. Si elle eſt interrompuë, les matieres qui doivent s'évacuer reſtant dans les vaiſſeaux, les rempliſſent, infectent & gâtent la maſſe du ſang, ou bien l'embarraſſent, & empêchent les humeurs de faire leur chemin. Le ſang ne pouvant rompre ces barriéres, ne fait plus librement ſa circulation, &

la

la santé s'en trouve très-intéressée, ainsi que le remarque Bergerus. Lorsque le sang ne se débarasse plus de ses parties hétérogénes, sa circulation s'affoiblit, les mauvaises humeurs s'amassent, les viscéres se remplissent, & par conséquent la santé se dérange. Telle est encore l'observation de Behrens. Aussi selon l'Aphor. 51. 5. 2. la matiere de la transpiration, lorsqu'elle n'est pas évacuée, si elle est âcre, engendre les fiévres & les érésipeles ; si elle est trop abondante, elle cause les abcès, la cachexie, les distillations ou catarres qui donnent ensuite naissance aux douleurs de rhumatifme & de fciatique ; en un mot il eſt peu d'altération dans la fanté qui ne vienne de celle de la tranſpiration , fource principale des fluxions.

I I I.

La fluxion eſt une cauſe ſi univerſelle des maladies, qu'il n'en eſt preſqu'aucune qu'elle ne puiſſe produire. Si elle féjourne dans la tête, elle produit la douleur de tête , la migraine , la léthargie , & même l'apopléxie. Si elle tombe fur les nerfs, elle produit la paralyſie ou des convulſions, ſelon les principes qui dominent dans la matiere. Les parties extérieures de la tête n'en font pas exemptes ; elle cauſe les maladies des yeux, du nez, des oreilles, & ſurtout les douleurs de dents ; quand elle tombe ſur la gorge, elle cauſe la toux, l'eſquinancie, & quelquefois des catarres ſuffocans ; quand elle tombe ſur la poitrine, elle y fait encore plus de ravage, elle enflamme les poulmons & cauſe la péripneumonie, elle produit l'aſthme, elle cauſe la phthiſie, elle donne lieu à l'hémophthiſie.

Que ſi une abondance de ſéroſités vient à croupir dans l'eſtomac, alors elle produit le dégout, les nauſées, les vomiſſemens ; ſi elle ſe répand dans les inteſtins, elle produit les coliques, les flux de ventre; ſi elle s'extravaſe dans l'abdomen, elle y produit l'hydropiſie aſcite; ſi elle s'arrête dans le foye, dans le méſentere, dans la ratte ou dans les reins, elle produit les obſtructions, les tumeurs, les ſkirres, les coliques néphrétiques; ſi elle s'arrête près de la peau ſans tranſpirer, elle y produit les demangeaiſons, la galle, la gratelle, les éréſipeles, les laſſitudes; ſi elle ſe jette ſur les membres, que de différentes maladies ne produit-elle pas? Sur les bras, le rhumatiſme; ſur les mains, les genoux, les pieds, la goutte; ſur les cuiſſes

& sur l'ischion la sciatique ; sur les lombes le rhumatisme appellé *lumbago* ; si enfin elle se jette sur tous le corps, elle y produit un rhumatisme universel.

Parmi ces différentes especes de fluxions, le rhumatisme semble depuis quelque tems être devenu plus fréquent. On peut le définir l'extravasation d'une humeur séreuse presque par tout le corps, mais principalement sur les jointures des bras & des épaules, causée par une mauvaise digestion ou par le défaut de transpiration. Lorsque l'humeur séreuse qui doit transpirer s'arrête entre les fibres & les chairs des muscles,

Bb iij

elle s'y altére, & se mettant en mouvement, elle produit dans ces parties des douleurs quelquefois très-aiguës, quelquefois aussi moins violentes, selon la qualité de cette humeur. Les jeunes gens qui ont beaucoup de sang, sont plus sujets au rhumatisme ; ils en sont attaqués plus souvent pendant l'automne & pendant l'hyver. Dans les changemens de tems ils ont coûtume d'en ressentir des douleurs dans les bras, dans les épaules, dans le dos, dans les muscles intercostaux, dans les jointures, encore plus dans les parties voisines, surtout aux extrémités des muscles où les ligamens & les tendons enveloppent les os.

Quelquefois les douleurs de rhumatifme ne font pas fixes, quelquefois même parcourant les parties internes, elles paffent dans un inftant de l'une à l'autre ; ce qui les a fait appeller par quelques-uns goutte vague; quelquefois elles attaquent les hypocondres fans bleffer ni le foye, ni la ratte. Il faut prendre garde de confondre le rhumatifme avec les maladies aufquelles les vifcéres font fujets.

Il arrive plus d'une fois que des vents venant à picotter des fibres charnuës, & à leur donner quelque tenfion, produifent de fauffes douleurs de rhumatifme. L'avant coureur du rhumatifme eft fouvent une efpece

de friſſon ſuivi d'une courte fiévre, ſouvent les douleurs ceſſent
avec le retour du beau tems ;
ſouvent une légére ſueur les
emporte , ſouvent le cours des
mois & des hémorrhoïdes les
fait diſparoître ; dans cette eſpece de rhumatiſme commun
& de peu de durée , les fonctions du corps ſouffrent peu ,
la couleur du viſage ne change
gueres , & l'on ſe trouve bientôt auſſi bien diſpoſé qu'auparavant ; mais quelquefois l'humeur du rhumatiſme eſt ſi pleine
d'acrimonie , qu'elle produit
une longue & facheuſe maladie qui fait cruellement ſouffrir les parties affectées : alors
on l'appelle rhumatiſme fixe :

bien difficile à guérir ; ordinairement il eſt accompagné
de la fiévre & d'autres ſymptomes comme la ſoif, l'inquié-
tude qui redouble pendant la
nuit : il cloue un pauvre malade ſur ſon lit pour longtems,
& quelquefois il eſt ſuivi d'une
fiévre lente.

Il y a des rhumatiſmes uni-
verſels, il y en a de particuliers;
quelquefois les malades dans
la premiere eſpece ſemblent
avoir perdu l'uſage de tous
leurs membres, & ne peuvent
faire aucun mouvement : cette
impuiſſance ne vient pas tant
de la compreſſion des nerfs que
de la violence de la douleur
qui empêche les muſcles d'agir,

Le rhumatifme reffemble fort à la goutte ; en effet il a la même caufe & dégénére fouvent en goutte, il fe divife comme elle en deux efpeces, l'un de nature chaude, & l'autre de nature froide ; le premier n'eft prefque jamais fans la fiévre, il caufe des douleurs plus aiguës, mais plus courtes, & la chaleur l'augmente ; le fecond caufe des douleurs plus longues, mais plus fuportables; il eft rarement accompagné de fiévre, & la chaleur le foulage. On peut diftinguer l'un de l'autre par les remédes qui les foulagent ou qui les aigriffent, par le tempérament, par le pays & la faifon, par la différence de leurs caufes.

Le rhumatifme chaud vient d'un débord de férofités âcres & bilieufes ; le rhumatifme froid d'un amas de férofités acides, ce qui s'acorde avec la doctrine d'Hippocrate dans fon livre des maladies, où parlant des douleurs articulaires, il dit que cette maladie peut être produite par la bile & par la pituite, lorfqu'étant en mouvement elles tombent fur les jointures.

Il ne faut donc pas s'imaginer que le rhumatifme ait été entierement inconnu aux anciens, nous en trouvons des veftiges. Premierement, dans Hippocrate au livre que je viens de citer, où il parle ainfi :

Lorsque la maladie articulaire est permanente, la chaleur & la douleur saisissent les jointures; la douleur en est aiguë, elle passe tantôt dans un endroit, tantôt dans un autre ; quelquefois plus vive, quelquefois plus suportable. On ne peut pas dire qu'Hippocrate n'ait parlé en cet endroit que de la goutte, puisqu'il ajoûte d'abord après : *La goutte est de toutes les maladies articulaires la plus violente, la plus longue & la plus difficile à guérir*; ce qui fait juger qu'Hippocrate a voulu désigner le rhumatisme dans la maladie articulaire ou goutte vague, que plusieurs appellent encore aujourd'hui rhumatisme. Secondement, Cœlius Aurelianus en fait aussi mention, quoique lé-gérement, quand il dit : *Il y a une maladie aiguë causée par des humeurs séreuses qu'on nom-me rhumatisme.* En troisiéme lieu, Pline & Gallien en font aussi une mention expresse, quoique sans s'y arrêter beau-coup. Que si la plûpart des an-ciens en ont traité si légére-ment, c'est sans doute ou parce que cette maladie étoit de leur tems fort rare, ou qu'ils la pre-nôient pour la goutte vague.

Quoique le rhumatisme ait beaucoup d'analogie avec la goutte, il y a cependant bien des manieres de les distinguer: le rhumatisme différe premierement de la goutte, en ce que l'humeur du rhumatisme est beaucoup plus mobile & ne se fixe gueres, qu'elle court entre les fibres & les membranes des muscles, & que dans la goutte l'humeur s'arrête aux jointures, fait élever des tumeurs rouges & forme des nodosités. L'expérience nous apprend que dans le rhumatisme il y a rarement tumeur, inflammation & changement de couleur aux parties malades. La seconde différence de l'un à l'autre, c'est que la fiévre accompagne souvent le rhumatisme, & rarement la goutte, si ce n'est dans son commencement. La troisiéme différence

se prend de ce que le rhumatisme en finissant, laisse les parties qu'il a tourmentées fort
libres pour le mouvement, ce
qui n'arrive point après la goutte, les parties en étant très- affoiblies ; enfin les accès de rhumatisme ne font point aussi pé-
riodiques que ceux de la goutte.

Les anciens attribuoient le
rhumatisme à une trop grande
chaleur de foye, & ils disoient
que le siége de ces douleurs si
vives & si piquantes étoit l'endroit même où se formoit le
sang ; mais depuis que ce viscére a perdu son crédit par les
nouvelles observations , on a
cessé aussi de lui imputer une
partie des maladies qu'on lui

attribuoit auparavant ; c'eſt dans le ſang même qu'il faut placer la cauſe du rhumatiſme, & il le produit lorſqu'il ſe trouve ou chargé d'un chyle crud & viſqueux, ou délayé par des ſéroſités acides, ou plutôt âcres, ſelon le ſentiment d'un célébre Médecin Anglois, appuyé d'un grand nombre d'expériences. On peut encore en chercher la cauſe dans le dérangement de la digeſtion, & dans un réfroidiſſement auquel on s'expoſe mal à propos, ainſi que le remarque Sydenham : *Le rhumatiſme*, dit-il, *arrive ſouvent lorſqu'un homme après un exercice véhément, ou qui d'ailleurs a chaud, s'expoſe à un froid qui*

le

le saisit & le pénétre tout à coup.

Il faut aussi convenir qu'il y a un grand nombre d'autres choses qui disposent à cette maladie, & qui l'entretiennent; de ce nombre font les variations de l'air dans de certains tems où le vent du midi domine, parce qu'elles atténuent le sang ; le froid causé par le vent du nord, parce qu'il resserre les pores & empêche la transpiration ; de ce nombre font encore les alimens cruds, acides, phlegmatiques, salés, les vins nouveaux & un peu aigres, un sommeil trop long, surtout dans un endroit exposé aux exhalaisons de la terre ; le

séjour dans des lieux humides,
aussi voyons-nous que les gens
de guerre contractent souvent
des rhumatismes dans les camps
& dans les siéges; les veilles
excessives peuvent aussi contribuer à cette maladie, parce
qu'elles échauffent & atténuent
le sang, qu'elles en augmentent
les sérosités & le rendent peu
propre à ses fonctions : cela paroît visiblement par celui qu'on
tire aux malades pendant leur
rhumatisme, car il se change
presque tout en sérosités. Raisonnons de même, soit des
exercices violens qui ayant mis
les humeurs en mouvement,
sont suivis d'un froid subit qui
arrête la transpiration, soit des

paſſions violentes & longues, ſi l'on ne prend pas ſoin de les renfermer dans les bornesd'une juſte & ſage modération, à combien de maladies, outre les douleurs du rhumatiſme, ne nous conduiſent-elles pas?

IV.

PASSONS à la ſciatique, ſur laquelle Hippocrate qui n'a dit qu'un mot du rhumatiſme, s'étend cependant fort au long. Cette maladie a pris ſon nom de la partie qu'elle affecte. Pour en mieux connoître le ſiége, il eſt à propos de donner une courte idée anatomique des parties affectées dans la ſcia-ſique. Les os auſquels l'on ne donne quelquefois point de nom, & que l'on nomme cependant assez souvent OS des hanches, sont placés des deux côtés de l'os sacrum. La grandeur de chacun est considérable, & la figure irréguliere ; dans les premieres années il est composé de trois os, l'ilion, l'ischion & l'os pubis, lesquels sont unis par un cartilage; dans la suite ils se réünissent de telle sorte qu'on n'y voit plus de distinction, & on les comprend vulgairement sous le nom d'ischion, en conservant néanmoins quelquefois à chaque partie son ancien nom. L'ischion a une ample & profonde cavité, ou un sinus pour servir

à emboëter la partie supérieure
de l'os de la cuisse ; au tour est
un cercle cartilagineux appellé
sourcil qui sert à affermir la
jointure. Au sentiment de Ver-
heyen célébre Anatomiste, le
siége de la goutte sciatique
est entre l'ischion proprement
dit , & l'os de la cuisse , & dans
les parties qui les environnent,
surtout dans les jointures ; de
sorte que la douleur se communique au jarret , à la jambe &
jusqu'à l'extrémité du pied : ce
qui se fait par le moyen des
nerfs qui prenant leur insertion
dans les lombes & dans l'os sacrum, s'étendent dans les cuisses,
dans les jambes & jusqu'aux
pieds, comme l'établit Riviere;

& voilà ce qui fait que lorsque les férofités âcres picottent les fibres nerveufes, elles caufent par leur irritation des douleurs qui fe font fentir jufqu'au bout des pieds ; douleurs quelquefois fi aiguës qu'il n'en eft point de fi vives , jufqu'à empêcher les malades de prendre aucun repos. L'humeur de la fciatique eft quelquefois fi âcre , & elle altére tellement le fuc nourricier, que les parties affectées fe déffechent fouvent , fe raccourciffent , ce qui oblige l'os de la cuiffe à quitter fa place.

Hippocrate donne à la fciatique deux caufes oppofées, la bile & la pituite ; celle qui

vient de la bile s'appelle fciatique chaude, celle qui vient
de la pituite s'appelle fciatique froide : voici les différentes manieres dont cet illuftre
Chef de la Médecine prétend.
que la fciatique peut fe former.
On la contracte, dit-il, *fi l'on
s'arrête au foleil, & que les
cuiffes en foient échauffées jufqu'à deffecher l'humeur qui eft
dans les jointures* ; mais je ne
vois pas que nous ayons jamais
à craindre la fciatique par cet
endroit dans des climats tempérés comme les nôtres ; *elle
peut*, dit-il, *venir encore du
fang*, ce qui doit s'entendre des
férofités trop acides ou trop
âcres du fang ; au refte cette

maladie est vive & fort longue,
ses douleurs durent souvent jusqu'à quarante jours entiers,
sans toutefois causer aucune
tumeur, aucune inflammation,
aucun changement de couleur,
parce que les humeurs qui la
causent occupent les parties de
la cuisse les plus profondes, &
ne se répandent point jusqu'à
la peau, & c'est ce qui fait la
grande difficulté de les dissipe
& de les évacuer ; il arrive
même qu'elles y séjournent
quelquefois si longtems, que l'os
de la cuisse, quoiqu'attaché
avec des ligamens cartilagineux très-forts, quitte la place
où il étoit embouëté, & s'il s'y
fait une rélaxation, parce que
c'est

ces ligamens étant affoiblis & relâchés par des humeurs vif-queufes & âcres, la tête de l'os de la cuiffe ne peut plus tenir dans fa cavité. Voyez l'Aphor. 59. S. 6. où il eft dit, *que fi après de longues douleurs de fciatique la tête de l'os de la cuiffe fort de fa cavité, & qu'étant re-mife elle retombe encore, c'eft figne d'un amas de glaires dans cette partie.*

La rélaxation rend ordinairement boiteux, & caufe un deffèchement dans toute la cuiffe, ainfi l'enfeigne l'Aphorifme fuivant : *Ceux à qui l'os de la cuiffe eft forti de fa place par une longue douleur, éprou-vent enfuite que la cuiffe fe def-*

séche & qu'ils boitent, à moins qu'on n'y applique le feu. Or cela arrive parce que l'os ayant quitté sa cavité, comprime les muscles, les nerfs & les artéres, & par-là empêche le mouvement & la communication des sucs nourriciers avec les parties inférieures qui sont sans action : car ce que le sommeil est aux viscéres, l'exercice l'est aux articulations.

Mais il y a encore d'autres causes qui provoquent la sciatique : souffrir, par exemple, un trop grand froid, se coucher sur la terre, tomber, recevoir quelques coups, la suppression des hémorrhoïdes, un tiraillement violent de la cuisse, un

travail outré, faire effort pour
lever quelques poids considérables. Au reste la sciatique
peut arriver dans tous les âges,
mais surtout dans le moyen
âge ; aux jeunes gens elle dure
moins qu'aux vieillards, elle
n'est pourtant pas moins violente. Elle arrive de même dans
toutes les saisons, mais surtout
en hiver à ceux qui d'ailleurs
se portant bien, se plaignent
sans cause manifeste d'un froid
& d'une douleur fixe dans les
lombes : car cette douleur n'est
causée que par une humeur qui
s'y est fixée, & qui n'a pas été
évacuée par le haut ou par le
bas : & suivant la remarque
d'Hippocrate, ceux-là se trou-

vent attaqués ou de la sciatique, ou de douleurs de reins,
ou de difficultés d'uriner ; ce
qui arrive par une matiere opiniatrément ténace qui a été
longtems arrêtée dans les lombes, & qui n'a pu trouver issuë
ni par le haut, ni par le bas.
Alors selon le cours différent
que cette humeur prend, il en
résulte ou des douleurs de reins,
ou une difficulté d'uriner, ou
la sciatique dont le Poëte Sere-
nus a fait mention quand il a
dit : *Souvent une douleur aiguë
après avoir cruellement tour-
menté & affoibli la cuisse, étend
sa fureur plus loin, & empêche
de marcher.*

V.

QUELQUE difficulté qu'il y ait à rechercher & à dévelop- per les causes d'une maladie, on peut dire qu'on est bien dé- dommagé de cette peine par la facilité qu'on trouve à en entre- prendre la cure, si dans cette recherche on n'a eu d'autres vuës que de trouver des moyens de guérison, & qu'on ne se soit pas égaré dans des raisonne- mens inutiles & purement spé- culatifs. Un malade tire peu de soulagement de ces spécula- tions, ce n'est que d'une sage pratique qu'il doit en attendre. D'ailleurs je veux qu'un Méde- cin n'ait eu dans ses réflêxions d'autre but que celui de trouver des moyens de guérir son malade, qu'a-t'il avancé si ses connoissances & ses raisonnemens ne sont encore appuyés sur l'expérience ? Tout systéme fondé sur des raisons spécieuses, que l'expérience dément, est un faux systéme qui tombe bientôt. Il me convient donc ici d'examiner si ce que j'ai dit du rhumatisme & de la sciatique est conforme à l'expérience que je regarde dans notre profession comme la pierre de touche de la théorie & de la pratique.

Or je puis dire que la question est décidée du moment que je propose pour reméde les Eaux de Bourbonne. J'en ap-

pelle à tous ceux qui étant attaqués de ces maladies , ont fait
l'expérience de ces Eaux. J'en
appelle même à nos plus célébres Médecins tels que M. Du-
moulin & d'autres , qui après
de longües réflêxions, des cures
très-fréquentes & des épreuves
continuelles , ont écrit sur le
rhumatisme. On trouvera que
dans ces deux maladies tous les
suffrages se réünissent en faveur
de l'usage des Eaux ; il n'y a
rien en effet dans les Eaux de
Bourbonne qui ne soit propre
à procurer la guérison ou le soulagement de ces maladies. Si
on considére ces Eaux comme
un reméde interne & comme
boisson , point de délayant

plus merveilleux : avec quelle efficacité ne diſſipent-elles pas la cauſe de ces maladies ? Elles purgent les premieres voyes, elles nétoyent l'eſtomac, elles facilitent la digeſtion, elles débarraſſent le ſang des humeurs ſéreuſes, ou par la voye des urines, ou par celle des ſueurs ; les ſucs qui ſont hors de leurs voyes & qui font ravage dans les membranes des muſcles ſont délayés par ces Eaux, ils en ſont tempérés & conduits enſuite plus facilement vers les pores deſtinés à l'évacuation des ſéroſités. Ces Eaux n'ont pas moins de vertu pour diſſoudre tout ce qu'il y a de viſqueux, dont elles procurent auſſi l'éva-

cuation par la même voye; par-là
se rétablit la transpiration qui
étoit arrêtée, & la cause antécédente, & la cause conjointe
de la maladie disparoissent.

Que si par hazard la cause
conjointe de la maladie semble
opiniatrément inhérente aux
parties affectées, & ne peut en
être détachée par la boisson
seule des Eaux, il reste encore
un reméde plus fort dans le
bain, & surtout dans la douche,
& il est à espérer qu'aucune
cause de ces maladies ne tiendra contre l'un & l'autre de ces
remédes. Les bains par l'humidité naturelle à toutes sortes
d'eaux, ouvrent les pores & les
relâchent ; & par les principes

de sel & de souffre que ces Eaux
contiennent, ils décrassent parfaitement la peau, ils procurent
ainsi une transpiration plus facile & plus abondante, jusqu'à
exciter même les sueurs. Mais
ce que les bains ne feront pas,
la douche le fera sûrement;
jusqu'ici on n'a point trouvé
de reméde plus efficace pour
évacuer les humeurs épaisses &
depuis longtems croupissantes,
parce que les eaux données par
la douche échauffent la peau,
pénétrent, desséchent, dissipent les humeurs froides, &
dégagent les parties qui en sont
embarassées, elles fortifient
celles qui sont affoiblies. Nous
avons déja averti en plus d'un

endroit qu'il seroit dangereux
de souffrir la douche sur la tête,
sur la poitrine, sur l'abdomen,
& nous n'en répéterons point
ici les raisons ; il suffira de
remarquer que quoiqu'ail-
leurs on prenne la douche sur
ces parties, cela ne conclut
point contre ce que nous venons
de dire, parce que les Eaux
de ces endroits ne contiennent
pas les mêmes principes, ou
dans un même degré que celles
de Bourbonne. Mais s'il est
très-à craindre de recevoir la
douche de ces dernieres sur les
parties qu'on vient de nommer, on peut la prendre sûrement sur les parties attaquées
de sciatique & de rhumatisme.

Quoique ces Eaux soient un excellent & merveilleux reméde, on ne doit pourtant les faire prendre à un malade qu'à propos, & qu'après l'avoir préparé. Il convient de faire précéder ce qu'on appelle remédes généraux ; les Médecins conseillent unanimément la saignée dans le rhumatisme , & même de la réïterer de tems en tems. Dans la sciatique il suffira de saigner une ou deux fois. C'est une dispute assez échauffée entre les Médecins sur l'endroit où l'on doit alors saigner ; les Galénistes prétendent que dans les maladies de la cuisse on doit saigner au jarret ; s'il faut s'en tenir à l'expérience, la

» dispute sera bientôt terminée.
» Les Praticiens les plus célébres
» & les plus accrédités ont obser-
» vé que dans ces maladies la
» saignée du jarrêt & du pied fait
» un mauvais effet : la raison est
» que les parties se remplissent
» trop & en souffrent : car vuider
» tout-à-coup la partie, c'est y
» attirer le cours de l'humeur,
» ainsi que l'a remarqué Cœlius
Aurélianus.

Le meilleur parti à prendre
dans le rhumatisme & dans la
sciatique, est d'ouvrir la veine
au bras opposé à la partie malade, & il est bon de l'ouvrir
dans le tems du paroxisme, lorsque les douleurs les plus vives
se font sentir, & qu'on ne peut

avoir recours à d'autres remédes. De plus, pour empêcher
que l'humeur morbifique ne
cauſe de plus cruelles douleurs,
on peut ſe ſervir des remédes
topiques : par exemple, d'un
baume compoſé des plantes
vulneraires & aromatiques ;
quelquefois les douleurs ſe ſont
appaiſées en baſſinant la partie
affectée avec l'eau de la Reine
d'Hongrie & l'eſprit de vin imprégné de ſavon, ou par l'application du pain chaud imbi-
bé d'eau de vie. Ceux qui ſont
attaqués de rhumatiſme trouveront encore du ſoulagement
dans les ventouſes ſcarifiées ;
& ceux qui ſont attaqués de
ſciatique, en trouveront auſſi

dans les véficatoires, leur action confiftant à diffoudre, à atténuer, & à éloigner de la partie malade les humeurs épaiffes & adhérentes.

Hippocrate prétend auffi que dans la fciatique l'application des ventoufes eft bonne, & lorfque cette maladie dure long-tems, il veut qu'on faffe des cautéres pour empêcher qu'on ne vienne à boiter.

On prétend que l'Empereur Augufte étant attaqué de cette maladie, fut guéri par un re-méde compofé de fable & de rofeaux ; quoiqu'il en foit de cette guérifon, qui ne paroît pas trop certaine, ce reméde n'eft plus d'ufage. Hors des ac-

cès & lorfque la douleur a ceffé,
les purgatifs appellés Hydra-
gogues ne font pas à méprifer.
Les Topiques de quelque nature
qu'ils foient, font fouvent plus
de mal que de bien, & doivent
être fufpects, furtout le marc de
vin qui caufe fouvent des rétrac-
tions. Les remédes gras & hui-
leux ne font pas d'un meilleur
ufage, parce qu'ils ferment les
pores; on peut au contraire fe
fervir de ceux qui font réfolutifs
& pénétrans, ou bien appliquer les fangfuës à ceux à qui
quelques évacuations ordinaires
font fupprimées. Une chofe à
remarquer ici, c'eft qu'il fe
trouve quelquefois des fciatiques fi facheufes par la violence

lence de la douleur, ou par sa
durée, ou par la difficulté
de guérir, ou par la facilité
de retomber, qu'elles réfistent
à tous les remédes, furtout à
ceux qui font trop chauds, &
qu'elles en paroiffent même
plus irritées. Telle eft celle dont
la caufe eft chaude & bilieufe,
qui cependant peut être un
peu appaifée par des calmans
& par des bains très-tempérés.
Mais rarement dans nos climats
voyons-nous des fciatiques de
cette efpece : auffi nos Auteurs
en difent-ils peu de chofe ; on
peut confulter fur cela les ob-
fervations de Skenkius : felon
lui le rhumatifme & la fciatique étant communément cau-

fés par le froid qui succéde tout
à coup à la chaleur, & par la
suppression de la transpiration
insensible, il est évident que
l'un & l'autre de ces maux ne
se guérira jamais plus sûrement
& plus facilement que par les
sudorifiques, & que par les remédes qui rétablissent la transf-
piration. De-là qui ne voit que
de tous les secours qu'on peut
apporter aux personnes affectées de ces maladies, aucun
n'est comparable aux Eaux,
parce qu'elles détruisent également la cause conjointe & la
cause antécédente du mal, au
lieu que la plûpart des autres
médicamens qui y conviennent
n'emportent qu'une de ces

caufes ; ainfi l'on conçoit aifément que les Eaux de Bourbonne font un reméde convenable pour les douleurs de rhumatifme & de fciatique.

CHAPITRE VI.

*L'ordre & la méthode à garder
dans l'ufage des Eaux de
Bourbonne.*

I.

L'Ufage des eaux chaudes
n'eft pas feulement en vogue & en réputation depuis
quelque tems ; on trouve cent
monumens anciens qui prou-
vent que dans l'antiquité la
plus reculée on les a connuës
& que l'on s'en eft fervi. Les

hommes alors autant amateurs
des fables que de la superfti-
tion, en firent inventeurs les
Dieux-mêmes, ce qui ne pouvoit manquer de leur donner
beaucoup d'éclat & de célé-
brité.

On les appelloit les dons les
plus heureux de la nature, des
fecrets pleins de qualités falutaires & merveilleufes, des
préfens des Dieux, & l'ouvrage
de leurs mains fecourables, des
fanctuaires refpectables; tels
& plus nombreux encore étoient
les titres magnifiques dont on
les honoroit : & ce n'étoit pas
fans raifon, puifqu'il eft peu de
remédes qui leur foient com-
parables, & qu'on peut les re-

garder comme un objet confidérable appartenant à la Médecine. Mais quelques grandes que foient leurs qualités, il ne faut cependant s'en fervir qu'à propos ; & comme dans l'ufage des autres remédes les plus vantés, il y a dans l'ufage de ces Eaux plufieurs chofes à obferver pour en retirer les avantages qu'on fe propofe.

L'on doit principalement faire attention à trois chofes dans l'ufage des Eaux de Bourbonne ; premierement à la nature du mal auquel elles conviennent, au tempérament du malade & aux qualités des Eaux. Secondement, à la méthode & aux régles qu'on doit

obferver tandis qu'on les prend.
Troifiémement, à la diette
qu'on doit alors s'impofer, &
au régime qu'il faut garder
après les avoir prifes. Si l'on
fait fur ces trois chofes l'attention que l'on doit, on peut
avec raifon fe promettre un
heureux fuccès des Eaux, & l'on
fe garantira d'un grand nombre d'inconvéniens qui n'arrivent que trop fouvent dans
le mauvais ufage qu'on en fait,
puifqu'il eft ordinaire de voir
des gens fe plaindre des mêmes
remédes qui en ont guéri plufieurs autres ; marque évidente
que l'on s'en eft fervi mal-à-pro-
pos ou hors de faifon, ou que
l'on n'a point gardé les régles

& la maniere convenable d'en
uſer.

II.

TOUT ce qui eſt pris mal-
à-propos a coûtume de faire
plus de mal que de bien, c'eſt
ainſi qu'il faut raiſonner des
Eaux de Bourbonne : ſi on ne
les prend pas avec certaine méthode , en certains tems de
l'année , en certaine quantité,
& après s'y être diſpoſé par les
préparations convenables, elles
irriteront & augmenteront plutôt les maladies qu'elles ne les
guériront.

Il ne faut donc aller aux
Eaux que par l'avis des Médecins , à qui il convient de

juger si elles conviennent à la maladie & au tempérament du malade, & qui seuls peuvent connoître les avantages & les inconvéniens qui ont coûtume de suivre l'usage des Eaux.

Quoi de plus triste pour des malades que ce qui arrive à quelques-uns, qui après un voyage également ennuyeux & pénible, & souvent aussi coûteux qu'il est nuisible, arrivés enfin aux Eaux, sont obligés de retourner sur leurs pas sans les prendre, & cela par les conseils des Médecins qui sont sur les lieux, qui doivent avoir égard à la santé du malade préférablement à leur intérêt propre, à celui des Habitans

bitans, & à la fauſſe réputation que le grand nombre de
malades a coûtume de donner
aux Eaux. Pour éviter donc un
ſemblable inconvénient, commencez par conſulter un Médecin habile, qui après avoir
examiné avec ſoin la nature de
votre maladie, ſes cauſes & ſes
ſymptomes, vous conſeillera
prudemment l'uſage des Eaux.

Rien de plus étonnant à mon
ſens que la conduite de certains
Médecins, ce ſont ceux-là
même dont Fallope parle : On
trouve, dit-il, des Médecins
ignorans, qui après avoir longtems fatigué les malades de remédes inutiles, ſouvent preſ-
crits contre les régles, lorſqu'ils

F f

voyent que rien ne leur réüssit, sans autre raison & sans un plus ample examen, les envoyent aux Eaux comme à la derniere & universelle ressource de la médecine, ignorans souvent jusqu'à la nature ou des eaux, ou de la maladie, ou quelquefois de tous les deux ; ils exposent ainsi la vie des hommes à un dangereux hazard, car il est certain que prendre les Eaux mal à propos & contre les régles, c'est augmenter le mal dont on cherche le reméde, & peut-être en faire naître un nouveau. C'est pour parer à cet inconvénient, qu'après avoir détaillé dans les chapitres précédens les maladies où elles conviennent, nous

allons dire un mot de celles où
l'ufage en feroit nuifible.

Une remarque qu'il eft donc
important de faire d'abord lorfqu'on veut aller aux Eaux, c'eft
d'examiner fi dans quelqu'endroit du corps il ne s'eft point
fait quelque amas de férofités
extravafées ; car comme les
Eaux de Bourbonne ont cette
vertu de chaffer par les pores ou
par les paffages des reins & du
bas ventre les férofités vifqueufes qui embaraffent les vaiffeaux;
elles fe joignent auffi très-aifément par les mêmes paffages
aux amas de férofités qui font
déja faits hors des vaiffeaux , &
par-là rendent le mal plus confidérable & plus difficile à gué-
F f ij

rir , lorsqu'elles ne peuvent évacuer ces féroſités par les voies accoûtumées.

C'eſt une obſervation que j'ai faite plus d'une fois dans quelques hydropiques à qui les Eaux avoient été conſeillées mal à propos.

Il faut donc défendre les Eaux aux hydropiques. Si l'axiome eſt véritable, qui aſſure qu'une maladie ne peut être guérie que par les principes contraires à ceux qui la produiſent, comment oſe-t'on prétendre qu'un corps déja accablé & ſurchargé par les eaux dont il eſt rempli, puiſſe ſoûtenir & rendre heureuſement des eaux étrangéres ? Qu'on n'allégue point au reſte le proverbe assez connu, *qu'un clou chasse l'autre*, qu'une nouvelle Eau fait sortir l'ancienne; cela seroit fort bon si les parties solides dans un hydropique avoient toute leur force naturelle; mais elles y sont trop affoiblies pour produire un si bon effet. D'ailleurs il faut se souvenir que les causes de l'hydropisie sont ou la rupture des vaisseaux lymphatiques, ou une suite des obstructions invétérées & insurmontables des viscéres. Dans ce premier cas, les Eaux passant comme à travers un crible, augmenteront & rempliront toujours de plus en plus la capacité du bas ventre, & demeurant sans sécrétion, se répandront dans tout le corps, & l'enfleront encore davantage. Dans le second cas, elles seront incapables d'enlever ces sortes d'obstructions.

Les Eaux seront également nuisibles à quiconque est attaqué d'un cours de ventre & de la dyssenterie ; cependant on voit quelquefois y venir de cette espece de malades chercher un reméde que les Eaux ne peuvent leur fournir, puisqu'elles contiennent une si grande quantité de sel, qu'elles irriteroient par leur picotement les fibres de l'estomac & des intestins, qu'il faut alors uniquement calmer & affermir. Or comme il y auroit de la fo-

lie de donner de l'éperon à un
cheval qui court à bride abba-
tuë, il ne feroit pas moins dangereux de travailler à irriter
encore des organes qui ne font
déja que trop provoqués ; il y
a certains cours de ventre où
les Eaux peuvent foulager , &
ce font ceux qui proviennent
des obſtructions , furtout du
méfentére & des veines la&ées;
alors la boiſſondes Eaux fulphu-
reufes , fuivant la femarque de
Riviere , en fortifiant l'eſtomac
& en levant les obſtructions ,
peut rémédier à ces fortes de
flux ; mais dans toute autre
efpece elles ne conviennent
point.

Il faut raiſonner de même

fur ce qui regarde les fiévres, de quelque nature qu'elles foient, les Eaux ne font que les augmenter ; car elles donnent un mouvement plus vîte & plus impétueux à la maſſe du fang, outre qu'étant priſes en cet état, elles ne ſçauroient être facilement évacuées à cauſe du trouble des humeurs.

Ceux qui crachent le fang, & tous ceux qui font fujets à une hémorragie habituelle, de quelque eſpece qu'elle puiſſe être, foit que le fang vienne par les narines, foit qu'il coule des vaiſſeaux hémorroïdaux, des vaiſſeaux des inteftins, des reins ou de la matrice, ne doivent point paroître aux Eaux,

leur effet étant d'atténuer le
sang, de dilater les vaisseaux
qui le charient, & qui n'étant
pas encore bien consolidés, peuvent alors très-facilement se
rouvrir & procurer le retour
de ces maladies.

Les Eaux doivent être de
même interdites à tous ceux
qui ont des ulcéres internes,
soit parce que la matiere puru-
lente s'échauffe par la chaleur
des Eaux, & par sa fonte se
communique à la masse du sang
qu'elle infecte, soit parce qu'il
se fait une plus grande dé-
charge d'humeurs sur la partie
affectée, ce qui produit souvent
les plus fâcheux symptomes.

Dans les fluxions causées par

des férosités trop âcres, les
Eaux de Bourbonne font fuf-
pectes, furtout fi la fluxion affecte les yeux ou la poitrine;
car alors la matiere qui a caufé
le mal étant diffoute, fe jette
avec plus de force fur les parties
affectées, & produit fouvent
quelque caterre ou une oph-
thalmie.

Ceux qui fe trouvent attaqués de phthifie ne peuvent attendre des Eaux qu'une mort
plus prompte, loin d'y trouver
la fanté; elles leur caufent des
fueurs qui achevent bientôt de
les épuifer entiérement.

Les Goutteux trouveront,
s'ils ofent en courir le rifque,
qu'elles donneront une nouvelle

pointe aux douleurs de la goutte, parce que les pores se trouvant ouverts par les Eaux, les parties du sang les plus subtiles s'évaporeront ; & les parties les plus épaisses se déssêchant, formeront une espece de tuf dans les articulations, & causeront des contractions fâcheuses.

Lorsque la lymphe a contracté un caractére d'acrimonie, il faut être réservé sur l'usage de ces Eaux.

Elles ne peuvent être que préjudiciables à ceux qui sont tourmentés d'une pierre ou d'un gravier trop gros dans les reins, parce que ce gravier agité par les Eaux sera poussé dans les

uretéres, & produira une suppression d'urine.

Elles font également nuifi-
bles dans les maladies vénérien-
nes, parce qu'elles renouvelle-
roient & réveilleroient en quelque forte le virus affoupi, en
lui donnant du mouvement &
de l'action.

En général, il ne paroît pas
qu'il foit à propos d'ordonner
les Eaux à tout malade dont les
forces fe trouvent déja épuifées
par une maladie trop longue,
ni à ceux qui après l'épreuve
de cent autres remédes, déja
voifins du tombeau, ne trou-
veroient pas dans une nature
défaillante de quoi foûtenir un
pareil reméde.

Dans toute maladie où les principes qui compofent la maffe du fang, font dans un mouvement trop accéleré, ou pour parler avec les Chymiftes, font trop exaltés, les Eaux ne peuvent être falutaires : mais dans les maladies où ces mêmes principes ont perdu quelque chofe de leur mouvement, fi des humeurs trop vifqueufes en retardent le mouvement intef- tin ou progreffif ; fi les fécré- tions ne fe font point à l'ordi- naire ; fi les fibres deviennent lâches & languiffantes, alors on peut fe promettre des Eaux un fuccès favorable.

Le premier foin d'un Méde- cin doit donc être de connoître

la nature de la maladie , & le tempérament du malade, pour ordonner-ensuite à propos l'usage & la maniere de prendre les Eaux. Au reste quand on fait attention à l'étrange variété des tempéramens , on ne doit plus être surpris que ce reméde ait des succès si différens : ce qui contribue encore à cette variété d'événemens , ce sont les âges, les saisons, & surtout la maniere différente de garder bien ou mal la diette nécessaire dans le tems des Eaux.

La maniere de les rendre n'est pas la même dans tous les malades ; les uns les évacuent par les selles , d'autres par les urines , d'autres enfin par les

fueurs ; cela dépend de la diftribution qui s'en fait plus ou
moins aifément dans les inteftins , ou du relâchement des
vaiffeaux deftinés à la fécrétion
des urines , des pores trop ouverts ou trop refferrés. Il eft inconteftable qu'elles agiroient
de même dans tous les corps ,
fi elles les trouvoient tous également difpofés.

Rien n'eft donc plus dérai-
fonnable que les plaintes qu'on
fait quelquefois contre les
Eaux, lorfqu'elles ne réüffiffent
pas à fouhait ; on ne devroit
alors s'en prendre qu'à la mauvaife difpofition des malades ,
& fouvent qu'au peu de régime
qu'ils gardent.

III.

Un malade arrivé à Bour-
bonne pour y boire les Eaux, si
son voyage a été un peu long
& fatiguant, doit se reposer &
se tranquiliser un jour ou deux.
ensuite si la nature de la maladie paroît l'exiger , il faut lui
ouvrir la veine, ou si la saignée
n'est nullement indiquée , il
faut le purger légérement, selon l'avis du Médecin qui se
trouve sur les lieux. Comme le
malade doit s'attendre à des
évacuations considérables , il
ne paroît pas à propos d'épui-
ser d'abord ses forces par un
violent purgatif. Il est extrêmement important de vuider
les premieres voies , ayant l'u-
sage

fage des Eaux. Pour avoir man-
qué à cette précaution, on a vu
fouvent qu'il en eft arrivé de
très-facheux inconvéniens; &
il eft difficile que les chofes
foient autrement ; car fi vous
laiffez croupir des humeurs
dans les premieres voies, elles
rendront le paffage des Eaux
plus difficile, ou elles feront
entraînées dans la maffe du
fang trop rapidement, & pro-
duiront fouvent la fiévre.

Qu'on ne prétexte point au
refte que les Eaux elles-mêmes
font purgatives, j'en conviens;
mais comme elles font portées
en peu de tems dans les vaiffeaux fanguins, il eft toujours
dangereux qu'elles n'y char-

G g

rient des matiéres hétérogénes, dont les premieres voies se roient remplies. On a donc coûtume de se servir ordinairement de rhubarbe, de sel végétal, & de manne, ou de sel d'epson, ou de sel de seignette; mais en telle quantitéque l'âge, le tempérament & les forces peuvent le permettre.

Après cette préparation il faut boire les Eaux, supposé que la boisson soit ordonnée : car il y a des maladies qui ne demandent que le bain ou la douche; telles que sont les maladies externes, ou qui viennent d'une cause externe; mais lorsqu'il est question de les boire, on doit commencer par une o-

médiocre quantité pour ne
point d'abord accabler l'estomac, ni le déranger. On augmente insensiblement la dose ;
tel est le conseil d'Hippocrate
dans ses Aphorismes.

En plusieurs occasions, dit-il,
*il est dangereux d'évacuer ou de
remplir tout à coup, d'échauffer
ou de réfroidir, ou d'exciter en
quelque façon que ce soit, un
mouvement violent : tout excès
est contraire à la nature ; mais
ce qui se fait insensiblement, se
fait pour l'ordinaire sans aucun
danger.*

Il n'est pas facile de fixer préci-
sément la quantité d'Eau qu'il
est à propos de boire, à cause
de la variété des tempéra-

mens & des maladies ; cependant on peut commencer par
six verres , qu'on boira à plusieurs reprises, pendant l'espace
d'une heure; chaque verre doit
à peu près contenir quatre on-
ces, & augmenter ensuite chaque jour de deux verres , jusqu'à ce qu'on soit parvenu au
nombre de douze , ou de quinze au plus ; néanmoins il est
plus sûr d'en boire un peu plus
longtems avec modération ,
que d'outrer la dose.

Pour le nombre des jours ,
on peut le fixer à huit , dix ,
douze , (rarement au-delà de
quatorze ou quinze) selon que
la maladie est ou plus récente,
ou plus invétérée.

Les Eaux de Bourbonne étant
plus fondantes & plus actives
que la plûpart des autres Eaux,
à cause de l'abondance des sels
qu'elles renferment ; il n'est
pas besoin d'en boire autant
qu'on a coûtume d'en boire
ailleurs. Ce qu'il faut observer, c'est de diminuer la quantité des Eaux que l'on boit,
lorsqu'on tend vers la fin de la
boisson, par les mêmes degrés
qu'on avoit observé dans l'aug-
mentation, lorsqu'on commen-
çoit à les boire.

Il faut remarquer qu'une
trop petite dose de ces Eaux
est aussi inutile, qu'une trop
grande seroit dangereuse. Dès
que l'on s'apperçoit qu'une cer-

taine quantité produit l'effet
qu'on souhaite , & purge suffi-
samment, on doit s'en tenir là;
par exemple , quand elles font
évacuer quatre ou cinq fois par
les felles , ou par les urines , il
eft inutile d'augmenter la dofe.
Quoique les évacuations, felon
le fentiment d'Hippocrate, ne
doivent être confiderées, ni par
le nombre, ni par l'abondance,
mais uniquement par la qualité
& par la convenance; il eft des
marques à quoi l'on peut connoître une jufte évacuation ; la
gayeté, la bonne difpofition du
malade, & l'excrétion de l'humeur viciée, qui caufe le mal,
dont il convient au Médecin
de juger. Il eft des maladies

qui par elles-mêmes exigent
une plus grande, ou une moindre quantité d'Eau, parce que
les humeurs ont plus ou moins
de difficulté à reprendre leurs
mouvemens, selon leur fluidité
ou leur épaississement, ou bien
selon la foiblesse ou la force des
fibres de l'estomac ; les pituiteux, par exemple, dont les fibres sont beaucoup plus en-
gourdies, doivent prendre une
quantité d'eau beaucoup plus
considérable que les bilieux,
qu'une petite quantité dégage
& soulage aisément, à cause de
la facilité que les parties bilieuses ont à reprendre leur
mouvement & leur action. Si
par hazard les premiers jours

on ne rend pas d'abord les Eaux comme on souhaitteroit, on ne doit pas discontinuer de les prendre.

Il arrive ordinairement que le premier & le second jour, l'on rend à peine la moitié de l'Eau que l'on prend; mais si au troisiéme, quatriéme & cinquiéme jour les Eaux ne passent point, quoique les purgatifs & les sels apéritifs n'ayent pas été épargnés pour les faire passer, il n'est pas alors à propos de s'opiniâtrer à les boire, de peur d'aigrir le mal, & de jetter le malade dans une situation plus fâcheuse que celle dont il cherchoit le reméde.

Dans les obstructions invéte-
réées

rées qui font obstacle au passage des Eaux; il est bon de prendre dès la veille en se cou-
chant, vingt ou vingt-quatre
grains de tartre martial dans
un peu de thé ou de syrop, pour
faciliter la distribution des
Eaux, ou bien six pilules bal-
samiques de Stahl.

Dans une nécessité pressante
on peut aller à Bourbonne en
toutes saisons, en prenant les
précautions nécessaires ; mais
lorsque la maladie peut souffrir quelque délai, il n'est point
de saison plus commode & plus
propre à les prendre que vers le
milieu du Printems, & la fin de
l'Eté; le tems de la journée le plus
convenable pour boire , c'est à

cinq, six ou sept heures du matin ; lorsque le tems est pur,
doux & serein, il faut aller
boire à la source même ; s'il est
pluvieux & trop agité par les
vents, le plus sûr est de boire
dans sa chambre en se prome-
nant si la maladie le permet,
pour aider à la distribution des
Eaux, & leur faciliter le passage. Ceux qui se trouvent foibles, peuvent cependant sans
crainte demeurer couchés : car
la chaleur du lit aide à ouvrir
les pores, & à les entretenir
ouverts, ce qui compense le
mouvement que procureroit la
promenade.

Lorsqu'on a rendu les Eaux,
du moins la plus grande partie,

ce qui arrive ordinairement
après trois ou quatre heures,
on peut prendre un bouillon,
ou un verre de vin, si on est
dégoûté de bouillon. Ceux qui
se trouvent plus foibles peuvent prendre l'un ou l'autre,
deux heures après avoir bu le
dernier verre.

IV.

Après avoir achevé de boire
les Eaux, on peut commencer
à les prendre comme un reméde externe ; ce qui se fait par
le moyen du Bain ou de la Douche. On distingue deux sortes
de Bains ; celui où le corps entier est plongé dans les Eaux,
& celui où il n'y est plongé qu'à

demi, & pour cette raison on l'appelle demi-bain; il convient à ceux qui ont la poitrine foible, ou les entrailles échauffées, & lorsqu'il n'est question que de soulager les parties inférieures, comme dans la sciatique.

Le Bain doit se prendre à jeun le matin, lorsque les forces sont un peu réparées par le sommeil de la nuit, dans un lieu médiocrement chaud, & qui ne doit point être exposé au vent. Dans les grandes chaleurs on ne sçauroit se baigner trop matin ; il ne faut pas négliger, autant que l'on peut, d'aller du ventre, & d'uriner avant le Bain. La veille il faut envoyer sur le soir prendre les

Eaux dans la source, & les laisser reposer & attiédir chez soi, environ douze heures. Un bain trop chaud peut nuire à plusieurs, sur tout à ceux qui sont remplis de mauvaises humeurs, à ceux qui ont eu des commencemens, ou des attaques d'apopléxie.

La chaleur excessive des Bains a causé plus d'une fois aux malades des palpitations de cœur, des douleurs de tête, des insomnies, des constipations, des dégoûts, une soif immodérée, des sueurs trop fortes, des maux de cœur, quelquefois la fiévre : voilà ce qui engage à transporter les Eaux dans les maisons particuliéres, pour leur faire perdre quelque chose de leur chaleur ; il ne seroit pas sûr aux personnes d'un tempérament foible ou délicat de se baigner dans le *Bain Patrice.*

Ceux qui sont d'une compléxion robuste, & les pauvres ont coûtume de se baigner dans le Bain qui leur est affecté, ou dans celui du Seigneur, qui est le plus tempéré de tous.

On doit se couvrir la tête d'un bonnet bien fourni, pour la garantir des vapeurs de l'eau, & quelque soif que l'on ait alors, il faut bien se garder de rien boire de froid. Le premier jour il ne faut demeurer dans le Bain qu'un quart d'heure, ou une demi-heure au plus,

les jours suivans on peut y rester
une heure, & même une heure
& demie ; il seroit dangereux
de faire la séance plus longue,
sur tout lorsque les Eaux sont
bien chaudes.

Au sortir du Bain il faut retourner au lit, & y demeurer
environ une heure, pour aider
à la continuation de la sueur,
ou du moins de la transpiration; & là comme dans le Bain,
il faut absolument s'empêcher
de dormir ; après quoi la sueur
étant finie, & le corps bien
essuyé, il est à propos de prendre un bouillon pour soûtenir
& réparer les forces.

On demandera peut-être ici,
si l'on ne peut pas joindre le

Bain à la boisson des Eaux ? à
cela je réponds, que comme
ces deux remédes excitent des
mouvemens contraires dans
les humeurs, il est plus sûr &
plus à propos de commencer
par la boisson des Eaux, & de
prendre ensuite le Bain. Cependant pour abréger & avancer la cure, on peut permettre
aux personnes d'un tempérament fort & robuste, après
quelques jours de boisson, de
prendre le Bain le soir, quoiqu'ils ayent bu le matin.

Quelquefois aussi dans la même saison, après un repos de
trente jours, quand on se trouve d'une compléxion assez forte, on peut encore recommen-

cer ; mais succeffivement, à boire & à fe baigner ; exercice au refte trop violent pour une fanté foible & délicate. Dans le tems du Bain les felles deviennent ordinairement difficiles ; mais on peut remédier à cette conftipation par des lavemens, ou par la boiffon d'un verre ou deux des Eaux en fortant du Bain : car alors elles aideront encore à la fueur.

Comme il y a quelquefois des maladies fi opiniâtres & fi invétérées, dont la caufe fe trouve fi fortembarraffée dans les mufcles & dans les membres , que ni le Bain, ni le demi-bain ne peuvent l'emporter , alors il faut avoir recours à la Douche. Les

Eaux en tombant avec force
d'assez haut le long d'un tuyau,
agissent plus vivement sur ces
humeurs épaissies, & pénétrant
plus avant, peuvent les résoudre plus facilement. C'est pourquoi on a coûtume d'ordonner
la Douche pour les tumeurs
froides, pour les contractions,
les résolutions, la paralysie, la
sciatique, le rhumatisme.

On ne doit jamais s'exposer
à recevoir la Douche sur la
tête, c'est risquer de tomber
dans l'apopléxie, comme il est
quelquefois arrivé. Il n'est aussi
pas à propos de la recevoir sur
la poitrine ou sur le ventre,
elle donneroit à la masse du
sang une agitation & une cha-

leur trop violente ; on peut la
recevoir sur les épaules , sur le
dos , sur les bras, sur les mains ,
sur les cuisses , sur les jambes ,
sur les pieds , & quelquefois
sur les lombes.

Le tems de prendre la Douche, c'est sur la fin du Bain ou
du demi-bain , en y apportant
les mêmes précautions que pendant le Bain ; car elle excite
des sueurs encore plus abondantes. Si son usage est jugé
nécessaire, les plus robustes peuvent la prendre deux fois dans
le jour , le matin & le soir ; on
peut la continuer autant de
jours que le Bain ou le demi-
bain. Si la nature de la maladie l'exigeoit, on pourroit aller

au-delà ; les forces du malade, & la nature de la maladie doivent servir de régle pour la grosseur du tuyau qu'on doit employer dans cette opération. L'Eau la meilleure pour la Douche est celle de la source, à cause de sa chaleur plus intense, deux ou trois heures après avoir été puisée, ou celle du Bain Patrice employée d'abord ; les personnes délicates, & qui craignent la Douche, peuvent faire bassiner les parties affectées, avec une éponge imbibée d'Eau.

On a coûtume de finir par l'application de la bouë des Eaux, qui convient à peu près aux mêmes maladies que la Douche. Lors

qu'on est prêt à entrer au lit,
alors il faut l'appliquer tiéde
sur la partie malade ; à mesure
que cette bouë se désséche, elle
se colle pour ainsi dire à la
chair ; mais il est aisé de la dé-
tacher, en la détrempant avec
les Eaux minérales. Cette bouë
a une vertu merveilleuse pour
fortifier les parties affoiblies,
pour rendre flexibles celles qui
ont souffert quelque contraction, pour remettre les fibres
dans leur état naturel. Souvent même ce que les Eaux, le
Bain & la Douche n'avoient pu
faire, la bouë seule des Eaux
l'a fait heureusement.

On a souvent éprouvé son
efficacité dans les Ankyloses,

pourvu que cette affection ne
foit pas trop invétérée. Lorfqu'une partie affectée eft atro-
phiée, ou menacée d'atrophie,
l'application des bouës ne convient pas, parce qu'elles défsé-
chent trop.

Après l'application de cette
bouë, il ne faut plus penfer ni
aux Bains, ni à la Douche,
puifque le Bain & la Douche
fe prennent pour évacuer &
diffoudre les humeurs, & la
bouë s'applique enfuite pour
fortifier les parties affoiblies.
On peut tranfporter des bouës
pour en continuer l'ufage ; on
les réchauffe quand on veut
s'en fervir. Lorfque les parties
affectées fur lefquelles on les

applique font douloureufes, on peut mêler avec ces bouës une verrée de décoction faite avec les fleurs carminatives, & les plantes aromatiques.

V.

Il eſt un régime de vivre, & une maniere de ſe conduire pendant le tems des Eaux, dont il eſt extrêmement dangereux de s'écarter, au jugement de tous les Médecins. Voici les Loix unanimes qu'ils ont portées là-deſſus. Premiérement, il faut s'adreſſer au Médecin, pour régler avec lui la quantité d'Eau qu'on doit boire chaque jour, & le nombre des jours qu'il faut employer à prendre les Eaux ; il réglera l'un & l'autre conformément à l'âge, à la maladie, & au tempérament du malade.

On ne peut se faire un trop grand scrupule de s'éloigner de son réglement. C'est en toutes choses, mais sur tout quand il s'agit de conserver, ou de récouvrer la santé, qu'il est préjudiciable de ne garder aucune régle & aucune mesure.

Secondement, il faut s'en tenir à cet ordre. On commence par la boisson des Eaux, ensuite on se baigne, après quoi l'on prend la douche, & l'on finit par l'application des bouës, si elle est jugée convenable.

Troisiémement, dans le choix

que l'on fera d'un Médecin
pour le consulter, soit pour la
préparation qu'il faut apporter aux Eaux, soit pour l'usage
qu'on en doit faire ; il est bon
de se souvenir de cet avis de
Pline : *qu'il est surprenant que
dans cet Art seul, tout homme
qui a le front de se dire Médecin en soit cru sur sa parole ;
quoiqu'en aucune autre matiere
l'équivoque ne soit aussi dangereuse.*

Enfin durant le tems des Eaux
il faut se priver du sommeil
après le dîner, éviter ce qui
peut émouvoir les passions, se
garantir avec soin du serein,
ou d'un air trop froid, ne point
boire le vin pur, souper peu,

ne point manger de fruits, surtout cruds, s'abstenir de toutes especes de ragoûts.

Quand on aura fait tous les remédes ordinaires, il faut se purger alors une seconde fois. Pour avoir un succès parfait des Eaux, commencez & finissez par un purgatif ; il est même important de se purger de nouveau, environ quinze jours ou trois semaines après avoir pris les Eaux ; & même quelquefois immédiatement après la boisson, avant l'usage des Bains, lorsque l'indication l'exige.

La raison en est sensible, c'est que pendant tout ce tems, les Eaux mêlées dans la masse du

sang y agissent encore, & y causent des fontes qu'il faut évacuer, de peur que ces humeurs
n'affectent quelques parties nobles. Il faut encore s'assujettir
quelque tems après les Eaux au
même régime & à la même
diette qui a été gardée durant
le tems qu'on a mis à les prendre. Il arrive souvent qu'après
avoir reçu du soulagement des
Eaux, on se regarde d'abord
comme entiérement guéri, & on
rétombe faute de garder un régime de vivre convenable. Il n'est
pas non plus à propos de s'exposer d'abord à un air froid,
de peur de resserrer trop tôt les
pores que les Eaux ont dilatés,
& de renfermer au dedans une

matiere abondante de transpiration.

Au reste, pendant quelque
tems, tout autre reméde doit
être interdit ; la nature fati-
guée de celui-ci, loin de se rétablir, succomberoit sous les
autres.

En un mot, négliger les régles du régime de vivre, c'est
ne vouloir tirer aucun avantage des Eaux ; d'où je conclus
qu'il y a un ordre & une méthode à garder dans l'usage des
Eaux de Bourbonne.

Les malades ont coûtume
pendant l'usage des Eaux, de
proposer plusieurs questions
touchant certains inconvéniens
qui en font interrompre l'usa-

ge, & sur ce qu'il faut faire
alors ; il est juste de satisfaire
leur curiosité , puisqu'elle in-
téresse leur santé; voici les principales.

1°. L'usage des Eaux doit-il
être permis aux femmes grof-
ses , affligées de rhumatisme ,
de sciatique , de paralysie ,
ou d'autres maladies pour lesquelles on conseille les Eaux ?

A cela deux réponses ; la
premiere est que dans un cas
bien pressant elles pourroient
boire dès le quatrieme mois de
la grossesse jusqu'au septieme.
Hippocrate & tous les autres
Médecins leur permettent a-
lors l'usage des purgatifs ,
lorsqu'ils sont indiqués. Mais

jé ne leur conseillerois pas de
boire plus de quatre ou cinq
jours ; encore seroit-il à propos
de ne pas prendre la dose de
ces Eaux, qu'on a coûtume de
prendre dans une autre cir-
constance.

La seconde réponse est, qu'on
peut sans aucun risque donner
la Douche aux femmes grosses incommodées de paralysie,
& du rhumatisme sur les bras
& sur les épaules, mais avec
modération ; il y auroit plus à
craindre de la leur donner sur les
jambes, & sur tout sur les cuisses, de peur de provoquer un
avortement, par l'ébranlement
& les secousses que cause la
Douche. Pour ce qui regarde

le Bain ou le demi-bain, l'ufage m'en paroît très-fufpect dans cet état : car l'Eau chaude échauffant le bas ventre, & le comprimant de toute part, il ne fe peut faire que le fœtus ne foit alors bien gêné. Les demi-bains facilitent & hâtent l'accouchement, c'eft pourquoi on les permet quelquefois vers le terme de la groffeffe à celles dont les accouchemens font laborieux.

2°. Lorfque les régles furviennent pendant l'ufage des Eaux, doit-on alors l'interrompre ?

On répond que les femmes qui ont abondamment cette évacuation, doivent fe repofer pendant tout le tems qu'elle dure ; mais pour celles dont les régles font diminuées, & qui font fujettes alors à des coliques ou à d'autres douleurs, elles doivent fur la fin de cette évacuation, c'eft-à-dire quelques-unes dès le troifieme jour, d'autres vers le quatrieme ou le cinquieme, boire & fe baigner pour la faciliter & la rétablir.

3°. S'il arrivoit que les jambes ou les pieds enflaffent à ceux qui prennent les Bains de Bourbonne, faudroit-il qu'ils difcontinuaffent cet exercice ?

Je réponds que pourvu qu'on ne remarque pas les autres fymptomes qui menacent d'hydropifie, on doit le leur faire continuer

tinuer pour dissiper ces enflures,
qui ne sont causées souvent que
par un défaut de transpiration,
ou par une lenteur de circulation ; à quoi ces Eaux remédient ordinairement lorsqu'on
en continue l'usage avec méthode.

4°. Lorsque la gratelle ou
une demangeaison de tout le
corps se manifeste pendant l'u-
sage des Bains , est-il à propos
de s'en abstenir ?

Je dis que non , parce que
ce seroit se priver d'un reméde
plus convenable qu'aucun autre à ces sortes d'incommodités,
qui n'arrivent alors le plus souvent que pour avoir pris le Bain
trop chaud , ou pour s'être ex-

posé ensuite à un air trop froid. Dans le premier cas les Bains tempérés calmeront le mouvement des humeurs âcres qui se sont portées avec trop de précipitation vers l'habitude du corps. Dans le second cas, les Bains tempérés rétabliront la transpiration des humeurs interceptées par le froid.

5°. Si la toux ou une oppression ou difficulté de respirer survenoit pendant qu'on prend les Eaux, que doit-on faire dans ces occasions ?

Il faut alors quitter l'usage des Eaux pendant quelques jours & se faire tirer du sang, user de ptisanes pectorales, ou d'infusion de thé avec le syrop

de capillaire, ou bien recou-
rir aux autres remédes qu'on a
coûtume de prescrire, quand
ces symptomes sont opiniâtres,
& ne cédent pas aux remédes
qu'on vient de proposer ; mais
si ces symptomes se dissipent
d'abord, il faut se remettre à
l'usage des Eaux.

6°. On demande si les douleurs de tête, les insomnies, le
dérangement de l'appétit, la
soif ou quelques ardeurs d'u-
rine, sont des raisons suffisantes
pour cesser l'usage des Eaux ?

Je réponds, que si ces symptomes ne sont pas considérables, je veux dire, s'ils ne fa-
tiguent pas beaucoup le malade, ils se termineront plutôt

avec un peu de patience que par les remédes mêmes ; mais s'ils persistoient, & si le malade en étoit dérangé, alors il faut discontinuer les Eaux & employer les remédes convenables.

7°· Lorsque la fiévre survient est-il absolument nécessaire de faire trêve avec les Eaux ?

Ma réponse est que de quel, que nature que soit la fiévre, il faut renoncer aux Eaux lorsqu'elle survient ; j'ai déja dit ailleurs la même chose de la diarrhée & de tout autre flux qui dure plus de vingt-quatre heures.

8°· Si les maladies pour lesquelles on vient chercher du

foulagement à Bourbonne , comme font les coliques, les douleurs de rhumatifme, de fciatique & autres, fe réveillent pendant qu'on ufe de ces Eaux, quel parti doit-on prendre ?

Le meilleur eft de laiffer calmer ces douleurs, en fe repofant quelques jours, d'employer les calmans, & enfuite de continuer & d'achever ce qu'on s'étoit propofé.

9°. Eft-ce une néceffité de reprendre les Eaux dans une feconde faifon, comme quelques-uns le prétendent ?

Je réponds à cela, que fi on eft parfaitement foulagé dès la premiere fois, il eft inutile d'y retourner une feconde, &

qu'il faut méprifer le préjugé vulgaire.

Que fi au contraire on n'eft que légérement foulagé, il eft expédient de recommencer dans une feconde faifon, pour détruire le mal, en prévenir le retour, & mettre le fceau à la guérifon.

10°. On demande s'il eft vrai que les Médecins n'envoyent leurs malades aux Eaux que lorfqu'ils ont employé inutilement tous les remédes de l'Art ? Toute perfonne fenfée comprend d'abord qu'une queftion fi puérile ne mérite pas de réponfe.

11°. On objecte fouvent, mais les Eaux de Bourbonne

ne font pas indifférentes ? Je
réponds à cette objection, qu'il
n'y a guéres de remédes indif-
férens ; celui qui l'est le plus,
s'il n'est pas indiqué, si on ne
l'employe pas méthodique-
ment, si on n'observe pas les régles de la diette, peut devenir
suspect & dangereux ; alors les
Eaux de Plombieres, celles de
Luxeul ne font pas indifférentes, comme le prétend le vulgaire, lorsqu'on les prend fans
méthode, & j'y ai vu arriver des
accidens à des personnes à qui
ces Eaux n'étoient point indiquées.

12°. On demande encore si
les Eaux conviennent aux enfans & aux vieillards ?

On répond, que les demi-bains, la douche & l'applica-tion des bouës sont souvent employés avec succès, pour procurer aux enfans & aux vieillards un soulagement qu'ils avoient cherché inutilement dans d'autres remédes.

On a vu des enfans de deux à trois ans, & des vieillards qui en passoient quatre-vingt, arrivés à Bourbonne très-incommodés, en sortir très-soulagés, ou par des demi-bains, ou par la douche, ou par l'application des bouës ; mais il faut plus de ménagement & de circonspection quand on veut faire prendre des remédes aux gens de l'âge dont il s'agit, qu'à d'autres ; & personne n'ignore que dans un âge peu ou trop avancé, les forces ne permettent pas d'employer des remédes trop actifs, sur tout les évacuans ; desorte qu'on n'approuve pas la boisson des Eaux de Bourbonne pour les enfans au-dessous de cinq à six ans, ni pour les vieillards décrépites, qui le plus souvent ne peuvent ou ne veulent pas s'assujettir aux régles de la diette qu'il faut alors observer.

13°. On demande encore quelles sont les meilleures Eaux minérales du Royaume ? On répond que ce sont celles qui sont les plus convenables, & les plus indiquées contre les

maladies qu'on veut combattre ; & que lorsqu'il est question de prévenir un retour d'accident d'apopléxie pituiteuse,
de remédier à la paralysie , aux
douleurs de rhumatisme & de
sciatique , de rétablir les fonctions d'un estomac dérangé, de
faire cesser des vomissemens in-
véterés qui en résultent , de fortifier des membres affoiblis par
des chutes ou des blessures ; il
y en a peu de plus efficaces que
celles de Bourbonne.

On ne prétend pas néanmoins
exclure les autres Eaux du
Royaume : par exemple , les
Eaux de Balarue qui sont aussi
très - souveraines à bien des
égards, sur tout après les at-

taques d'une apopléxie pitui-
teufe, & fuivie de paralyfie;
Celles de Baréges qui font très-
recommendables pour les vieil-
les bleffures. Mais qu'il foit permis de rapporter ce qu'on a fouvent entendu dire à des Offi-
ciers de la premiere diftin-
ction, * qui pour leurs bleffures
avoient été à Baréges, & qui
enfuite venoient à Bourbonne;
qu'ils trouvoient peu de différence entre les unes & les autres, quoique l'ufage femble
prévaloir en faveur de Baréges
en ces cas; de forte que lorfqu'on eft très-éloigné des premieres, on peut venir avec con-

* M. le Chevalier de Givry, & M. le Marquis de Grammont.

fiance à Bourbonne, (suivant
la remarque d'un sçavant &
illustre Médecin.*) La douche
de ces Eaux convient à ceux
aufquels , après des bleffures
confidérables , la fynovie s'eft
épaiffie dans les articulations ,
ou lorfque le fuc nourricier des
tendons s'eft épaiffi dans leur
guaines , ou enfin lorfqu'une
cicatrice profonde empêche le
mouvement de leurs parties.
Mais lorfque la lymphe eft fa-
line, ou lorfque le fuc nourricier engorgé dans la guaine des
nerfs les roidit & les rend d'une
grande fenfibilité , ces Eaux
pourroient caufer trop d'irritation, & mettre toutes les par-

* M. Helvetius.

ties dans une contraction con-
vulfive qui empêche qu'elles ne
faffent la fonte néceffaire. C'eft
dans ces circonftances qu'il ne
convient pas de mettre en ufage les Bains, la douche & les
bouës de Bourbonne ; alors les
Eaux de Bourbon l'Archam-
baud , ou celles de Plombieres
font moins à craindre ; hors de
ces cas & de ceux qu'on a éta-
blis, en faifant mention des
maladies aufquelles les Eaux
de Bourbonne ne conviennent
pas ; on peut fans bleffer la vérité , affurer qu'elles font très-
fouveraines pour un grand nombre de maladies ; car lorfqu'il
s'agit de confeiller un reméde ,
il ne faut point fe laiffer préve-

nir en faveur d'un seul, & passer sous silence les autres qui peuvent être aussi efficaces.

14°. On demande encore souvent en quel tems on peut prendre les Eaux ? J'ai déja dit que les saisons les plus tempérées étoient les plus convenables : par exemple, dès le quinze de Mai jusqu'au quinze de Juin, & dès le vingt d'Août jusqu'au vingt Septembre. Néanmoins il est des circonstances & des accidens dont il faut sans délai prévenir les retours ; & ce font ceux qui ont attaqué & qui menacent encore la tête, & qui font craindre l'apopléxie. C'est dans ces occasions si pressantes qu'il est à propos de se transfporter le plutôt qu'il est possible aux Eaux Thermales pour en faire d'abord usage. Est ce bien se disposer à la guérison que de différer un reméde si convenable en laissant enraciner le mal ? Car ces Eaux sont aussi efficaces en hiver qu'en été, & on peut les prendre avec le même succès, bien entendu qu'on se précautionne contre l'impression d'un air trop froid ou trop humide ; ce qui est très-facile, puisqu'il ne faut pour cela que rester dans une chambre modérément échauffée, & qui ne soit point exposée aux injures de l'air.

On a vu à Bourbonne deux Maréchaux de France (l'un M.

d'Harcourt au mois de Février, & l'autre M. de Villars au mois de Novembre) y prendre les Bains, & en être très-soulagés.

Nous y avons aussi souvent envoyé dans ce même mois, des personnes cruellement tourmentées de coliques humorales, qui n'ayant pu céder à aucun reméde, ont cédé heureusement à la boisson des Eaux de Bourbonne.

On les a fait prendre avec quelque succès, pendant les canicules mêmes, à une personne très-distinguée, (*c'est M. le Marquis de Champlay.*)

15°. Enfin les malades qui sont plus à portée des Eaux de Bourbonne & de Plombieres que

que des autres Eaux minérales,
& à qui on les conseille, sont
souvent très-embarrassés, & ont
coûtume de demander quelles
sont celles qui méritent la préférence ?

Pour juger sainement & sans
prévention de cette question,
il est à propos de faire le paral-
léle de ces Eaux en examinant
les principes qu'elles contiennent, & les maladies où elles
conviennent, alors il sera plus
facile aux Médecins qui pres-
crivent ces Eaux, & aux ma-
ladesqui en doivent faire usage,
de se décider sur un tel choix,
& de tirer les conséquences
qu'on en doit raisonnablement
tirer.

1°. Il est constant que presque tous les remédes tirent leurs
principales qualités des sels &
des souffres, & principalement
du fer ; or il en est peu, sur
tout en fait d'Eaux minérales ,
qui soient plus chargés de ces
trois principes que les Eaux de
Bourbonne ; on doit donc conclure qu'il en est peu de plus
efficaces, pourvu qu'il n'y ait
point de contr'indications, je
veux dire de raisons qui en
puissent interdire l'usage, &
c'est ce qu'on a tâché de développer en parlant des maladies
ausquelles les Eaux de Bourbonne conviennent, & de celles,
où elles ne conviennent pas. Il
n'est pas difficile de prouver

que les Eaux de Bourbonne
contiennent beaucoup plus de
principes pour la curation des
maladies que celles de Plombieres.

Si on ajoûte foi à l'analyſe
des unes & des autres , chaque
livre des Eaux de Bourbonne
rend par l'analyſe ſoixante
grains d'un ſel neutre. Chaque
livre de celles de Plombieres
environ quatre grains ſeulement d'un ſel alkali. Les
Eaux de Bourbonne entrai-
nent auſſi une plus grande quantité de molécules ferrugineuſes
que celles de Plombieres ; c'eſt
ce qu'on remarque dans leur
ſédiment par le moyen de la
pierre d'aiman. On peut donc.

conclure qu'elles font plus actives & plus efficaces.

Pour ce qui regarde la quantité de foufre dont les unes &
les autres font imprégnées ,
j'avoue là-deffus mon infuffi-
fance , je n'entreprendrai pas
de la déterminer ; il eft vrai
qu'il faut être plus habile que
je ne le fuis pour pouvoir y réüf-
fir , principalement à l'égard
des foufres volatils que les plus
habiles Chymiftes mêmes feroient très-embarraffés de pouvoir fixer & réünir.

Pour ce qui concerne le bitume, il eft très-conftant que
les Eaux de Bourbonne en contiennent beaucoup plus que
celles de Plombieres ; & c'eft

ce qu'il est aisé d'observer dans
leur sédiment.

Il paroît par cet exposé que
les conséquences ne sont pas
difficiles à tirer.

Mais, dira-t'on, c'est juste-
ment par ces raisons que les
Eaux de Bourbonne ne sont pas
indifférentes : cette conséquence n'est pas juste, & c'est
sur cette fausse prévention qu'on
les condamne sans être au fait
de la question.

Y a-t'il un reméde indiffé-
rent dès qu'il n'est pas indiqué,
& lorsqu'il est question de la
santé, ne doit-on pas préférer
le reméde le plus efficace, &
celui qui guérit le plus promptement & le plus sûrement ?

L'expérience ne décide-t'elle pas en faveur de Bourbonne à bien des égards, sur tout lorsqu'il s'agit de prévenir les apopléxies séreuses, de guérir les paralysies qui en résultent, les rhumatismes, les sciatiques, les suites des chûtes & des blessures, lorsqu'il faut empêcher le progrès des ankiloses, des tumeurs lymphatiques, dans les cas où il faut résoudre plus puissamment les glaires, lorsqu'il s'agit de prévenir le retour de ces coliques causées par des humeurs visqueuses, de fortifier un estomac qui en est inondé ou tapissé, pourvu néanmoins qu'elles n'ayent pas encore contracté un caractére d'acrimonie, &

que le tempérament ne soit pas trop sec , qu'on ne soit point sujet à des hémorragies , à des insomnies habituelles , à des mouvemens de fiévre , & que la poitrine soit à l'abri des insultes que peuvent faire des humeurs corrosives.

A ces exceptions près , l'Auteur a toujours observé que les Eaux de Bourbonne méritoient la préférence sur celles de Plombieres. Mais il demande à son tour si celles-ci ne sont point suspectes dans les circonstances qu'on vient de détailler, & si elles sont aussi indifférentes que le vulgaire se le persuade ? Je ne pense pas qu'aucun Médecin, ni aucun malade , quelque peu éclairé & attentif qu'il foit fur fa fanté, doive le croire.

Car dans ces fortes d'indif-
pofitions, qui ignore que les
fondans & les autres remédes
trop actifs font dangereux? il
faut donc avoir recours à d'autres fecours, attendant avec
patience qu'elles fôient diffi-
pées pour tenter l'ufage des
Eaux, même de celles qui font
le moins tumultueufes.

Mais, objectera-t'on encore,
fi le cas étoit fi preffant qu'il ne
fût pas fûr de différer, que doit-
on faire ?

A cela je réponds qu'on peut
tenter la premiere fois les Eaux
de Plombieres, & la feconde
celles de Bourbonne.

Car

Car je conviens que la boiffon des Eaux de Plombieres ne
tire pas tant à conféquence,
parce qu'elles font plus foibles,
& par conféquent moins capables d'altérer des eftomacs &
des entrailles trop échauffées,
qui au furplus ne s'accommo-
dent aucunement des Eaux thermales ; alors les Eaux minérales froides, comme celles de
Spa, de Buffan, de Forge, de
Cranffac, & celles de Vals,
conviennent mieux que les
Eaux chaudes lorfqu'il ne s'agit
que d'obftructions ou de chaleurs d'entrailles, & nullement
de paralyfie, ou de ces déran-
gemens ou foibleffes d'eftomac
qui troublent ou retardent con-

sidérablement la digestion.

2°· Les Eaux de Bourbonne quoique transportées dans les maisons particulieres, & employées pour les Bains ou demi-bains, après avoir diminué d'une partie de leur chaleur, sont encore plus efficaces que celles de Plombieres dans les Bains mêmes.

La preuve en est sensible, parce qu'étant plus salées & plus sulphureuses, elles ont plus de vertu pour s'insinuer dans les pores cutanés, pour pénétrer plus efficacement, pour résoudre plus puissamment les obstacles qui empêchent les muscles de faire leurs fonctions, & pour enlever ceux qui dérangent les organes des senfations, parce qu'elles font plus déterfives en nétoyant la peau : car on remarque dans les cuves remplies d'Eau thermale où l'on fe baigne, des efpeces de floccons de matiere glaireufe blanchâtre & fort légére, qui furnagent quelques heures après.

On ne remarque à Plombieres que très-peu de ces floccons dans les baignoirs où l'on prend les Bains ou les demibains.

D'ailleurs il en réfulte moins d'inconvénient, en prenant de la forte ces Bains & demibains tempérés à Bourbonne, que de ceux que l'on prend dans les Bains de Plombieres, dont la chaleur telle qu'elle eſt dans les Bains, cauſe ſouvent de grands déſordres, entr'autres la fiévre, des inſomnies, & des épuiſemens fâcheux.

C'eſt auſſi par les mêmes raiſons que les douches de Bourbonne ſont infiniment au-deſſus de celles qu'on reçoit à Plombieres ; mais l'avantage le plus conſidérable que Bourbonne a ſur Plombieres, c'eſt que là les Eaux ſont purgatives, au lieu que celles-ci reſſerrent le ventre, & qu'on eſt obligé pendant qu'on en fait uſage, ſur tout en prenant les Bains, d'avoir ſouvent recours aux lavemens. ce qui déplaît à bien des gens, ſur tout à ceux qui ſont ſujets aux gonflemens des vaiſſeaux hémorrhoïdaux. Cet inconvénient n'arrive point à Bourbonne pendant les Bains, ſi on a ſoin de prendre deux verres des Eaux thermales en ſortant du Bain ou demi-bain, ou en ſe remettant au lit pour y ſuer & tranſpirer.

De plus, Bourbonne a un autre avantage que n'a pas Plombieres, c'eſt dans ſes bouës, qui ſont ſi utiles dans pluſieurs cas où l'on en fait uſage avec grand ſuccès; car les Eaux de Plombieres ne fourniſſent preſque point de bouës, ou ſi peu & ſi inefficaces, qu'on ne peut preſque pas s'en ſervir.

Cependant je ne puis refuſer

aux Eaux de Plombieres la jus-tice qui leur est dûë, lorsque les sujets sont d'une foible com-plexion, lorsque les estomacs, les entrailles sont susceptibles des impressions des remédes trop chauds & trop actifs; c'est alors qu'il faut commencer par la boisson de ces Eaux en dose modérée, dans la supposition qu'elles soient indiquées pour d'autres affections pressantes, qui exigent sans délai l'usage des Eaux thermales.

Ces Eaux agissent sans tu-multe, détrempent la masse des liqueurs, l'atténuent sans trop l'agiter, & passent sans peine par la voie des urines.

Voilà ce qu'a observé l'Au-

teur fur les effets & fur la qualité des ces Eaux ; c'eſt à ceux
qui en auront befoin à en faire
l'application fuivant l'état où
ils fe trouvent.

NOTA 1°· On a jugé à pro-
pos de retrancher de certaines
choſes, & d'en ajoûter d'autres
à cette traduction, après quelques obſervations & expériences que l'Auteur a eu occaſion
de faire.

Par exemple, il avoit avancé que les Eaux thermales con-
venoient aux tumeurs ſcrophu-
leuſes ; mais dans la ſuite il a
obſervé le contraire, & il a
vu de mauvais effets de l'ap-

plication des bouës de Bourbonne & de celles de Plombieres sur ces sortes de tumeurs.

Nota 2°. Il ne faut pas taire
le bon service qu'ont rendu les
demi-bains & les douches de
Bourbonne à l'Auteur. Il y a
quelques années qu'après une
chute des plus fâcheuses sur le
pavé, dans laquelle le grand tro-
canter fut violemment heurté,
& tous les tendons de la plûpart
des muscles de la cuisse si violemment froissés, qu'il fut près
de cinq mois hors d'état de
pouvoir se soûtenir sur la jambe & la cuisse affectées, & de
pouvoir faire un pas que par
le moyen de deux béquilles;
il n'eut plus besoin de ce se-

cours après avoir resté vingt jours à Bourbonne employés à prendre les demi-bains, & à recevoir la douche.

FIN.

APPROBATION.

J'Ai lu par ordre de Monseigneur le Chancelier, un Manuscrit qui a pour titre *Dissertation sur les Eaux de Bourbonne*. Cet ouvrage me paroît également interessant pour les Médecins & pour les Malades, & je n'y ai rien trouvé qui en puisse empêcher l'impression. A Paris ce 22. Mai 1748.

POUSSE Fils.

fentes. Faifons défenfes à tous Imprimeurs, Libraires & autres Perfonnes dequelque qualité & condition qu'elles foient, d'en introduire d'impreffion étrangére dans aucun lieu de notre obéïffance ; à la charge que ces Préfentes feront enrégiftrées tout au long fur le Régiftre de la Communauté des Libraires & Imprimeurs de Paris, dans trois mois de la date d'icelles ; que l'impreffion dudit Ouvrage fera faite dans notre Royaume & non ailleurs, en bon papier & beaux caractéres, conformément à la feuille imprimée attachée pour modéle fous le contre-feel des Préfentes ; que l'Impétrant fe conformera en tout aux Réglemens de la Librairie, & notamment à celui du 10. Avril 1725. qu'avant de l'expofer en vente, le Manufcrit qui aura fervi de copie à l'impreffion dudit Ouvrage, fera remis dans le même état où l'approbation y aura été donnée, ès mains de notre très-cher & féal Chevalier le Sr. Dagueffeau Chancelier de France, Commandeur de nos Ordres ; & qu'il en fera enfuite remis deux Exemplaires dans notre Bibliothéque publique, un dans celle de notre Château du Lou-

vre, & un dans celle de notre très-cher
& féal Chevalier le Sr. Daguesseau
Chancelier de France, le tout à peine
de nullité des Présentes, du contenu
desquelles vous mandons & enjoignons
de faire jouir ledit Exposant & ses
ayans cause, pleinement & paisible-
ment, sans souffrir qu'il leur soit fait
aucun trouble ou empêchement. Vou-
lons qu'à la copie des Présentes, qui sera imprimée tout au long au commencement ou à la fin dudit Ouvrage, foi
soit ajoûtée comme à l'original. Com-
mandons au premier notre Huissier ou
Sergent sur ce requis de faire pour
l'éxécution d'icelles tous actes réquis
& nécessaires, sans demander autre
permission, & nonobstant clameur de
Haro, Charte Normande & Lettres
à ce contraires ; CAR tel est notre
plaisir. DONNE' à Versailles le vingt-
uniéme jour du mois de Juin, l'an de
grace mil sept cens quarante-huit, &
de notre Regne le trente-troisiéme.
Par le Roi en son Conseil. *Signé ;*
.SAINSON.

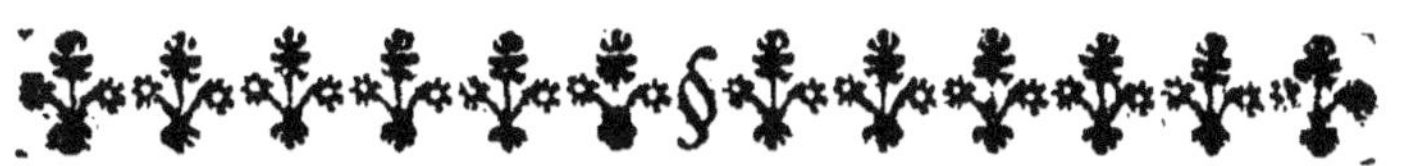

TABLE
DES MATIERES

Contenuës dans chaque Chapitre, sur les Eaux de Bourbonne.

OCCASION de cet ouvrage, Avertiſſement.
Plan général des queſtions, ibid.

CHAPITRE I.

TABLE

DES MATIERES.

TABLE

DES MATIERES.

TABLE

CHAPITRE III.

TABLE

Ooiij

DES MATIERES.

TABLE

DES MATIERES.

DES MATIERES.

CHAPITRE V.

TABLE

Il

DES MATIERES.

TABLE

CHAPITRE VI.

DES MATIERES.

Qq

TABLE

TABLE DES MATIERES.

Fin de la Table.

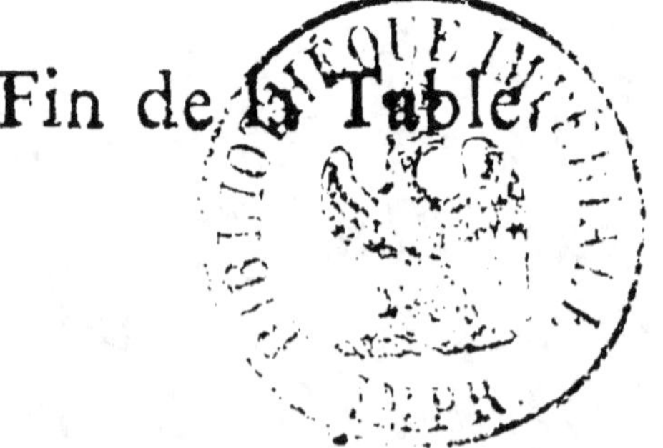

www.ingramcontent.com/pod-product-compliance
Lightning Source LLC
LaVergne TN
LVHW011219170726
843501LV00002B/297